怀孕前后宜与忌

HUAIYUN QIANHOU YI YU JI

主 编 张 勋

中国科学技术出版社

·北 京·

图书在版编目（CIP）数据

怀孕前后宜与忌 / 张勋主编 . 一北京：中国科学技术出版社，2019.6
ISBN 978-7-5046-8277-2

Ⅰ . ①怀… Ⅱ . ①张… Ⅲ . ①优生优育－基本知识②妊娠期－妇幼保健－基本知识③婴幼儿－哺育－基本知识 Ⅳ . ① R169.1 ② R715.3 ③ R174

中国版本图书馆 CIP 数据核字（2019）第 085739 号

策划编辑	焦健姿　王久红	
责任编辑	王久红	
装帧设计	华图文轩	
责任校对	龚利霞	
责任印制	李晓霖	

出　　版	中国科学技术出版社	
发　　行	中国科学技术出版社有限公司发行部	
地　　址	北京市海淀区中关村南大街 16 号	
邮　　编	100081	
发行电话	010-62173865	
传　　真	010-62179148	
网　　址	http：//www.cspbooks.com.cn	

开　　本	710mm×1000mm　1/16	
字　　数	227 千字	
印　　张	15	
版　　次	2019 年 6 月第 1 版	
印　　次	2019 年 6 月第 1 次印刷	
印　　刷	北京威远印刷有限公司	
书　　号	ISBN 978-7-5046-8277-2/R・2400	
定　　价	39.80 元	

编著者名单

主　审　张湖德
主　编　张　勋

内容提要

　　本书由医学专家编写，系统介绍了从结婚、怀孕、临产、产后、婴儿哺育等各个阶段的保健宜忌。全书共分9个部分，包括婚育年龄选择，婚前和孕前孕后检查，怀孕前后饮食、营养、用药、运动、日常生活、心理调适、疾病防治等科学知识和方法，并详细说明了宜与忌的道理。本书内容丰富，阐述简明，对指导生殖健康和优生优育具有重要参考价值，适合青年男女、新婚夫妇和妇幼保健人员阅读参考。

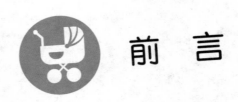

前　言

随着科技的发展，人们的生活水平不断提高，人们总在讨论什么是幸福，而提到这个话题，很多人都会回答：拥有一个健康、聪明、可爱的小宝宝。如何孕育健康、聪明、可爱的小宝宝，很大程度上取决于人们对优生的重视程度。本书的编写初衷就是希望帮助更多的人了解优生，做好优生，从而迎来自己的健康小宝宝。

怀孕前后应该做什么、不应该做什么，这是每对夫妇都需要重视和掌握的大问题。优生涉及的领域和环节很多，本书分9个部分，对优生相关各个方面的"宜"与"忌"进行了具体阐述和介绍；特别对饮食营养方面做了重点讲述，因为孕妇饮食造成的胎儿营养不良导致胎儿畸形是不容忽视的大问题，只有确保怀孕前后营养供给的科学合理，避免营养不足或营养缺乏，才能使孕妇处于最佳生理状态，为胎儿发育提供良好的环境，这是优生的前提和关键。

书中如有错漏不当之处，敬请广大读者批评指正。

编者

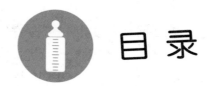

目 录

一 新婚蜜月保健宜与忌

二 孕前保健宜与忌

三 不孕不育者宜采取的保健治疗措施

四 孕期保健宜与忌

五 临产保健宜与忌

六 产后保健宜与忌

七 产后疾病防治宜与忌

八 婴幼儿保健宜与忌

九 小儿疾病治疗宜与忌

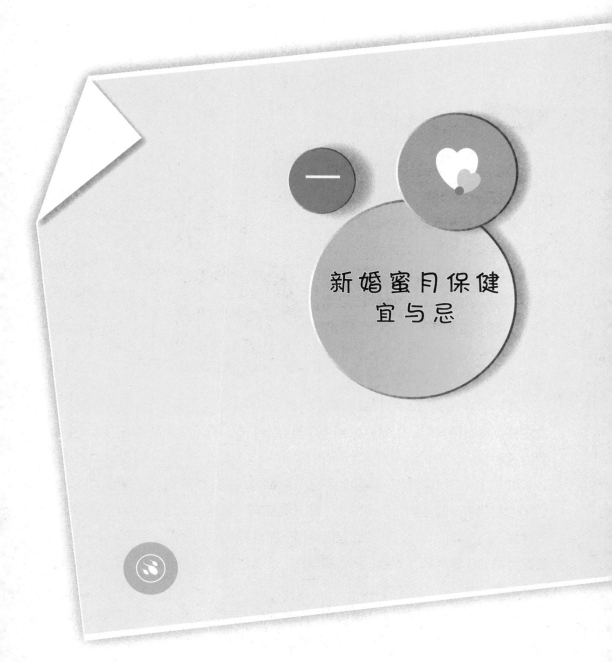

一

新婚蜜月保健
宜与忌

001 婚前检查不宜缺

婚前检查，是保证优生的具体措施，对提高人口质量，减轻社会负担，保证家庭幸福和民族昌盛，都具有重要的意义。根据有关方面的统计资料，在接受婚前检查的青年中，患有各种疾病的人数占到14%以上。可见，婚前检查并非可有可无的事情。具体来说，婚前检查还有如下几方面的好处。

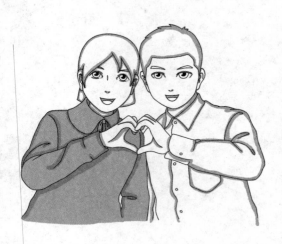

其一，通过检查，可以发现男女生殖器官发育异常。如男性睾丸下降不全、尿道下裂；女性处女膜闭锁、生殖器官畸形等。

其二，检查可以发现一些暂时不适于结婚的疾病，如患有急性传染性肝炎、活动性肺结核、血液病，严重的心、肝、肾疾病，男性包皮过长，女性阴道炎、附件炎、卵巢囊肿等。这些病应在治愈以后才可结婚。如经医生检查发现一些不适宜结婚的严重疾病，如麻风病、精神病、严重的风湿性心脏病等，之后双方仍愿结婚者，婚后则不应生育。

其三，通过检查可以发现遗传病和遗传性生理缺陷方面的问题，防止遗传病的延续。如先天性痴呆、低能、畸形、侏儒症、癫痫等。

其四，在检查的同时，男女青年可以接受婚前卫生指导，医生可帮助青年了解有关性生理卫生知识和计划生育知识。

婚后最痛苦的事情莫过于夫妻生下生理上有缺陷的孩子，而婚前检查正是帮助人们避免这些问题的必要方法。

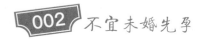 **002 不宜未婚先孕**

未婚先孕是一个值得重视的社会现象。未婚先孕，不利于优生和妇女的心身健康，更不利于社会秩序的稳定。

未婚先孕的年轻女性，经常处于羞耻、焦虑、忧郁、紧张、恐惧和绝望的心理状态。没有舒适的家庭照顾，没有必要的孕期保健，没有足够的休息和营养，其体质会大幅度下降，给疾病的产生提供了契机。不少未婚先孕的少女，由于主观和客观条件的突变，精神受到严重刺激，因此产生心理障碍和人格障碍，对日后的婚恋生活有着严重的不良影响。还有一些未婚先孕少女，羞于进医院做人工流产，求助于游医或自行流产，很容易造成药物中毒、子宫损伤、大出血，甚至赔上性命。这些方法即使能把胎儿堕出，其生殖系统感染等疾病亦不可避免，有不少因此而导致终身不孕。即使是男女双方感情甚笃，未婚先孕也不是件好事。因为，未婚先孕后，总是怕别人知道，往往会采用穿紧身衣裤，甚至是以布带缠腹，以期保持体态而渡过难关，直到明媒正娶之后，才让腹部自然外露。这段时期，当事者总是被不良情绪困扰着，加之较为繁重的工作等因素，使腹中胎儿受尽磨难而难获优生。据资料表明，未婚先孕所娩婴儿，畸形、智力低下等先天性疾病的发病率，高于正常婚育婴儿的 2 倍以上，而且平均体重不足，免疫功能较差，在养育中易患多种疾病。

未婚先孕的少女，有很大比例是受人玩弄或早恋冲动造成的。她们若被遗弃，在自卑自弃中难以重新振作。有的则会千方百计地设法报复致孕的男性，或者玩弄其他男性，自甘堕落，从而走向犯罪道路。此类事件的出现，导致各式各样的家庭纠纷和社会矛盾激化，诉讼案件增多，给社会增加不稳定因素。另一方面，未婚先孕有可能娩出无父母抚养的婴儿和非优生婴儿，又会给社会带来不良影响和经济负担，给计划生育工作带来阻力。

现代生活虽然丰富多彩，但年轻女性，特别是涉世不深的少女，应自尊、自重、自爱，切莫为名利或情感所扰而未婚先孕。

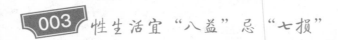

003 性生活宜"八益"忌"七损"

中医养生学认为，夫妻同房要讲究适当的方法，这样既能使双方得到性的满足，增进感情，更重要的是有助于彼此身心健康，延年益寿。那么，夫妻同房究竟要采用什么样的方法，才有益于增进夫妻感情和身心健康呢？

古代房中术认为，宜采用"七损八益"法。如《黄帝内经》说："能知七损八益，则二者可调，不知用此，则早衰之节也。"说明导致人体衰老的重要原因是不懂得运用"七损八益"。

在马王堆三号汉墓出土的竹简医书《天下至道谈》也谈到了人的性与性功能保养的问题。书中说道："气有八益，有七损。不能用八益去七损，则行年四十而阴气自半也。五十而起居衰，六十而耳目不聪明，七十下枯上竭，阴气不用，涕泣流出。今之复壮有道，去七损以抵其病，用八益以补其气，是故老者复壮，壮不衰。"大致意思是：在夫妻性生活里应做到八种有益的保持精气的动作，而避免七种有害的动作，如果不按这样做，则四十岁时精气已耗损一半，五十岁生活起居已感衰弱，六十岁耳目不聪，七十岁体质虚损已极，阳痿、涕泪难自控。如能做好八益，避免七损，可使壮年人抗衰延年，老年人可恢复健康。由此可见，所谓七损八益，是指性生活中有损健康的七种表现和八种有益保持精气、有利性功能的性生活动作。那么，"七损八益"的具体内容又是什么呢？

七损：《天下至道谈》里说得很清楚："一曰闭，二曰泄，三曰竭，四曰易，五曰烦，六曰绝，七曰费。"即一损是指性交时阴茎疼痛，精道不通，甚至无精可泄，这叫内闭；二损指性交时大汗淋漓不止，这叫阳气外泄；三损是说性生活不加节制，交接无度，徒使精液虚耗，称为"竭"或"衰膵"；四损是说交合时阳痿不举，故曰"易"；五损指交接时呼吸梗阻、气喘吁吁，心中懊恼，神昏意乱，这就叫烦；六损是说在女方根本没有性冲动或性要求时，男方性情急躁，不善于等待，甚至态度粗暴，强行交合，这样的性生活自然极不协调，将会给女方带来很大痛苦，不仅损害其身心健康，还会影响胎孕的优劣，给下一代造成危害，因而叫"绝"，意即陷入绝境；七损是指交接时急速图快，滥施泻泄，徒然耗散精气而已，所以叫作"费"。

显而易见，"七损"是有害于健康的，归纳起来七损是：一是精道闭塞，二是精气早泄，三是精气短竭，四是阳痿不举，五是心烦意乱，六是陷入绝境，七是急速图快，徒然耗费精力。

八益：《天下至道谈》里又说："一曰治气，二曰治沫，三曰知时，四曰蓄气，五曰和沫，六曰积气，七曰持赢，八曰定顷。"即一益是指性交之前应导气运行，使周身气血流畅，故曰"治气"；二益是说舌下含津液，不时吞下，可滋补身体，又指致其阴液，亦为交合之所不可少者，这些都叫作"治沫"；三益是说要善于掌握交合的时机，这就叫作"知时"；四益即蓄养精气，做到强忍精液不泄；五益是指上吞唾液，下含阴液，双方在交合中非常协调；六益是说，交合适可而止，不可精疲力竭，以便积蓄精气；七益是说交合之时留有余地，保持精气充盈，做到不伤元气，叫"持赢"，即持盈；八益是说两性交合时，男方不要恋欢不止，称为"定顷"，即防止倾倒之意。

从上可知，八益是有益于夫妻身心健康的。归纳起来是：一是平时要注意蓄养精气；二是在行房前应充分嬉戏，使双方都产生强烈的性欲；三是交合中要适可而止，不要恣情纵欲、滥施泻泄，阴茎要勃而"生还"，不要"死返"，这些论述对房中保健很有意义。

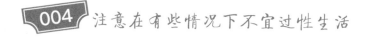

004 注意在有些情况下不宜过性生活

性是人之大欲，人们不可没有性生活，它不是一件可以置之不理、弃而不顾的问题。但人的性生活又不是任何时候、任何情况下都可以任意进行的。为了身体健康，为了延年益寿，必须懂得性生活的禁忌。这正如古人所言："房中之事，能生人，能煞人。譬如水火，知用之者，可以养生；不能用之者，立可尸矣。"

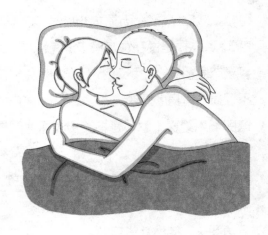

1. 情绪不佳时不宜过性生活

在生气、恼怒、惊吓、悲哀等情况下，最忌男女交合。如著名医学家孙思邈说："人有所怒，气血未定，因以交合，令人发痈疽"。这是说，若人在恼怒时过性生活会得痈疽病；我国现存最早的医学经典著作《黄帝内经》里也论述了小孩的癫病与其母亲受孕时受惊吓有关系。

2. 身体疲倦时不宜过性生活

医学名著《千金要方》里说："远行疲乏勿入房，为五劳虚损，少子。"这里明确告诫人们，若在身体疲劳时过性生活，可得虚损病，甚至不孕症。原因是性生活本身对人体就有很大的消耗，再加上劳累，久而久之就会使人出现虚损的情况。因此，在身体感到疲劳，无精打采时，最好不过性生活。若性欲较强，可在第二天清晨5～6点钟，双方得到充分休息后进行。

3. 气候异常时不宜过性生活

所谓气候异常，是指天气太冷或太热，以及电闪雷鸣、大风大雨时。一般地说，气候适宜，环境舒爽，对性生活有利；若气候剧变，超出了人们的调节功能，就会打破人体阴阳平衡，发生气血逆乱、邪气乘虚而入的情况。孙思邈在《枕中记》里说："大寒大热，且莫贪色欲。"从临床观察来看，小儿的某些先天性疾病就与妇女受孕时不良的气候因素有关。

4. 酒喝多了不宜过性生活

《黄帝内经》里明确指出："醉以入房，欲竭其精，以耗散其真……故半百而衰也。"意思是说，人在酒后入房，性交过程中往往难以自制，必欲竭其精而后快，致使恣欲无度、肾精耗散过多，从而引起早衰。为什么肾精耗散多了会早衰呢？这是因为精是人始生的基础，生命活动的根本，人体寿夭的关键。活了117岁的四川老中医罗明山曾说："肾精人之宝，不可轻放跑，惜精即惜命，精固人难老。"现代免疫学亦认为，长期的"醉以入房"，会使人体免疫系统的调节功能减退。

5. 患病期间或病后的恢复期间要禁止或节制性交

患病期间或病后恢复期，病人身体正处于气血不足、阴阳失调的阶段，性交自然会加重病情、损伤身体。若是病中行房受孕，则对母体及胎儿发育危害更大，从遗传学观点来看，母体患病受孕，易使母病及子，子必受累，所以胎儿易患遗传性疾病。

6. 在月经、怀孕、生产、哺乳期间应该禁止或者节制性交

在此阶段，妇女的身体一般处于血海不足、负担繁重的状态，邪气容易乘虚而入。因此妇女要注意调养身体，防止因性生活不慎而对身体造成损伤。具体地说，在月经期间性交，很不卫生，容易引起妇科病。在怀孕期间性交，会使子宫收缩，容易引起流产，故应节制性生活。在孩子出生后100天内也要禁止性交，因为产后妇女体质极为虚弱，需要较长时间的调理补养，才能恢复健康。如果不加摄养，反而交合阴阳，耗伤精血，邪气便可乘虚而入，造成很多疾病。哺乳期也应当节制房事，不然的话，会降低乳汁的质量，或者使乳汁减少，这样自然会影响孩子的发育了。

7. 不要和配偶以外的人性交

现在性病又在我国蔓延起来。有些人只管一时痛快，对自己的性交对象不加选择。其实这样做一害自己，二害别人。因为归根结底，性是双方的事，性对另一方必定会产生影响。奉劝这些人，还是好自为之，洁身自爱，若真的有一天感染艾滋病，后悔晚矣。因此，为了您和您家人的幸福，还是不要和配偶以外的人性交为好。

综上所述，性生活必须讲究宜忌，这对健康是大有裨益的。

005 新婚蜜月宜避免"房劳"

房，即房事。因性生活为房中之事，故房事亦指性生活。劳，指劳伤，是讲劳累过度，给人带来的伤害。所以，房劳是指性生活过度，会损伤人体健康。那么，又怎样防止"房劳"的产生呢？

1. 应高度重视房事过度对健康的严重损害

所谓房事过度，即指纵欲。常言道："纵欲催人老，房劳促短命。"这话并非危言耸听，而是寓有科学道理的。唐代著名医学家孙思邈说："恣意情欲，则命同朝霞也"。据现代研究认为，性生活过度，会导致内分泌失调，免疫防御功能减退，对各种疾病抵抗力减弱，致使代谢功能反常，易引起各种疾病、肿瘤发病率增高。所以，古人说："淫声美色，破骨之斧锯也。"

2. 避免"房劳"发生的具体措施

避免"房劳"，不是一朝一夕之事，应当从青年时就开始做起，直至老年，始终如一。

首先，要行房有度。度，就是适度，即不能恣其情欲，漫无节制。不少养生家都主张成年之后当随着年龄的增长而逐渐减少房事。由于年龄不同，精力和性的要求有差异，因此，不能超越年龄和实际精力而恣意行事，否则就易伤损身体、折人寿命。

其次，要同房有术。从医学和养生角度来讲，夫妻同房要讲究适当的方法。在这方面，过去一直被视为禁区，搞得神秘莫测，稍作议论便被视为淫乱。其实，夫妻间行房事，顺应自然，合乎法规，讲究科学的方法，不仅能使双方得到性的满足，增进感情，更重要的是有助于彼此的身心健康，延年益寿。

006 要了解妻子忌讳什么

93% 的妻子最忌讳在夫妻争吵时，丈夫开口便叫"滚"或者声称要离婚，因

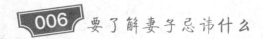

为这些话是很伤感情的，也是妻子听了最伤心的。

77%的妻子最忌讳丈夫对自己娘家人不热情。

65%的妻子最忌讳丈夫对自己的感情无动于衷，比如丈夫下夜班妻子送上一杯热奶，而丈夫连一句可心的话都没有，却觉得这一切是她应该做的。

62%的妻子最忌讳丈夫下班回家来情愿跟别人闲扯，也不做家务活，而是等妻子回来做饭吃，这样会使妻子觉得像个被雇佣的保姆。

66%的妻子最忌讳丈夫小气，她们认为男子汉应该有大将风度，心胸宽广，小气的丈夫会使妻子觉得办不了什么大事情。

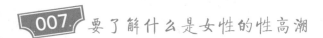

007 要了解什么是女性的性高潮

对于女性来说，性高潮是一种深受心理和社会因素影响的心理生理体验。从生理上说，这是身体对性刺激反应中发生的血管充血和肌强直增强中得到肉体释放的短暂一瞬。从心理上说，是一种对性刺激肉体反应高峰的主观感觉。女性在性高潮时是怎样一种心理感受呢？有人把它分为三个阶段。

第一阶段的信号是性紧张增长到终点，虽然剧烈的运动还可以继续。但已有一种瞬息间的"悬吊"或飘浮的感觉，像一个激情逐渐增强扩张的波涛。

第二阶段是起自盆腔并传遍全身的充满温热的感觉，女性这时可以强烈地感受到一股暖流似的冲动波峰好像轻度触电一样逐渐通过骨盆蔓延至全身。女性这时还隐约地有一种"坠落"和"敞开"身体的感觉，引起液体的溢出。

第三阶段可以意识到暖流扩散全身，以生殖器的收缩和悸动颤抖为特征而达到快感顶峰。女性性高潮从社会学角度说从未达到男性射精那种无可争辩的地位，它处于长期的束缚之下。

随着性高潮生理学的建立，女性才有了实实在在的机会来真实地发展她们自己的性反应水平。多数研究人员相信女性有无性高潮更多地取决于女性的社会背景、生长发育过程和性欲水平。现代的女性越来越清楚地把性看作是自己的权利，应对自己的性高潮负责。

008 性生活时宜注意的卫生问题

每次性交前，男性除擦洗阴茎和阴囊表面外，同时要把阴茎包皮翻起使阴茎头完全暴露，再用水冲洗，因为包皮和龟头之间有一些腺体分泌物和尿混合的污垢，如长期不清除这些污垢，会造成细菌繁殖引起发炎，使局部痒痛影响性交。性交后第二天早起应清洗外阴。女性的外生殖器皱襞较多，附近除汗腺、皮脂腺外，还有尿道、肛门，距离都很近，而宫颈和阴道分泌物均经过阴道口流出，局部污垢较多，易产生臭味，所以女性性器官的清洁更为重要。性交前仅冲洗外阴，阴道内不必冲洗。性交后第二天早晨也要冲洗外阴。平时可每日或隔日用温水清洗外阴 1 次，特别是经期更要注意保持局部清洁。有些妇女喜欢冲洗阴道，实际上一般不必要，因为阴道内要经常维持一定的酸碱度，如经常冲洗反而破坏其酸碱环境，易引起细菌繁殖。

009 要注意旅游中的性保健

随着人民生活质量的提高，性保健的问题越来越突出。所谓性保健，就是根据人体的生理特点和生命的规律，采取健康的性行为，以防病保健，从而达到健康长寿的目的。那么，又为何强调在旅游中要特别注意性的卫生呢？这是由于旅游中的特殊环境决定的。

第一，旅游活动量大、身体易于疲劳，在身体疲劳的情况下，更要注意性的保健。

第二，一些旅游地卫生条件较差，尤其是新开辟的旅游地，很不利于过性生活。

第三，全家一起旅游的逐渐增多，而又往往是一起包房，不利于过性生活。

第四，旅行结婚、度蜜月的越来越多，旅游的高度疲劳和精神上的异常兴奋交织在一起。给性的保健带来不利。

从上可知，旅游中的性保健带有特殊性。在不影响身心健康的情况下，怎样过好旅游中的性生活呢？

1. 不要在身体感到疲劳的情况下过性生活

因为性生活本身就是一种全身高度兴奋的活动，它不仅伤精，而且耗气。现代医学认为性生活对人体是有很大消耗的。在性生活过程中，双方的腺体会分泌大量液体和多种激素，消耗以后对人体影响很大。而旅游活动，极易造成身体疲劳。在这种情况下，即便是新婚夫妻，一般在当天的旅游活动结束后也不要马上过性生活。那么，是否不过性生活呢？这也不是，对于身体健康的人，可在感觉到疲劳消失、精力充沛的情况下进行。这样做，既不影响身体健康，又能有较高的兴致做爱，有益于促进夫妻感情的加深。

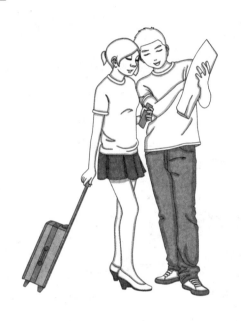

但对于一些冠心病、高血压、心脏病、风湿性心脏病、肺结核、慢性肝炎、慢性胃炎等旅游者，最好是不过或少过性生活，否则会使原来的病情发作或加重。这一点亦适用于老年人，因为老年人本来就肾精亏虚，旅途中又"劳则气耗"，故更要节制性生活。

2. 注意性生活前的卫生

这一点对于旅游者尤为重要，因为旅游后全身又脏又累，当务之急，是洗一个热水澡，吃一顿香甜可口的饭，睡一个好觉，尽快恢复体力和精力。切不可匆匆过性生活。

即使是身体健康、旅途中不感劳累的人，在性生活前也要注意用温水清洗下身，最好是性交前后，要各清洗1次。这样女子可预防生殖器官炎症和泌尿系统感染。男子可预防包皮炎、龟头炎。

对于旅行度蜜月者，一定要选择较干净的旅馆，尤其是被褥应清洁卫生。

3. 注意减少性生活

这一点对于旅游者来说，也必须注意。因为性生活是夫妇双方的事。一定要在双方都有性要求的情况下进行。如果一方身体疲乏，没有兴趣或无精力过性生活，另一方就不可勉强。勉强房事者，不仅会给心理上带来障碍，还会引起各种疾病。

旅游者性生活还要注意次数宜少，即比平日不旅游时少。

总之，旅游中的性保健是非常重要的，万万不可忽略，否则不仅达不到旅游的效果，还会导致疾病缠身。

010 妻子帮丈夫治疗早泄宜采取的方法

早泄，即民间所称的"见花谢"。在医学上，对早泄的诊断有诸多不同。有的专家认为，在性生活中，男方尚未与女方性交，或刚刚开始性交，男子就发生了射精，以致性交不能继续下去，中途而止为早泄。还有的专家认为，每次性交时间过短，不到2分钟，或性交时阴茎在阴道内摩擦不到几次（有人认为10～15次以内者都应包括在内），很快射精了，也应该属于早泄。总归而论，这两种说法并不对立，只是后者比前者的范围放得宽一点罢了，而基本观点是一致的，即男性过早射精，使女性不能达到性高潮。这对女性来说是非常痛苦的，但作为妻子，应该理解丈夫，要耐心主动帮丈夫治好早泄，使夫妇性生活和谐。

早泄最根本的原因是性的兴奋性过高，管理性活动的"中枢"，尤其是"射精中枢"过度兴奋，以致难以控制射精。妻子帮丈夫治疗的目的是降低兴奋性，延长时间，提高控制射精的能力。治疗方法有以下几种。

1. 停起法

女方触摸阴茎，引起男方性兴奋达到非射精不可时，男方应马上告诉女方停止抚摸，几分钟后，当兴奋性降低了（即阴茎开始变软），再重复这一活动。只要妻子有耐心，坚持一段时间，丈夫控制射精的能力会逐渐提高。

2. 挤捏法

这是一种补救"停起"法的急救方法。当丈夫控制不住射精时，妻子马上用拇指和示指紧捏阴茎头与包皮连接处，时间约 10 秒。此法可抑制射精（捏时的力度既要有一点痛的刺激，使性兴奋马上降低，但又不能过度用力而造成意外）。

3. 插入法

经过上述两种方法的治疗后，丈夫获得了一些控制射精的能力，方可采用"插入"法。"插入"法即把阴茎插入阴道内，要求丈夫在下，妻子在上。妻子取坐位，两腿向上弯曲并张开到最大限度，以减弱阴道对阴茎的紧握强度，从而降低对阴茎的刺激性，缓慢插入阴道后，保持不动，停留在阴道内一段时间，一旦有射精的感觉（阴道可感觉到阴茎硬度增加，温度增高，并有不间断的小幅度收缩时），应快速拔出。过几分钟可重复进行。

上述的几种方法，不光对早泄患者适用，凡是由于男性性高潮过快而性生活不和谐的夫妇皆可一试。但作为妻子一定要谅解丈夫，要主动地、耐心地帮丈夫治疗。还需持之以恒，一天两天是解决不了问题的，病情严重者需 3 个月，一般的 1 个月。同时如能适当地服一些镇静药，如巴氏合剂、氯氮䓬（利眠宁），还有谷维素、复合维生素等药物，效果更佳，时间会大大缩短。

011 安全套破了宜采取的措施

夫妻同房，如男方使用的是安全套，一旦破损，应采取补救措施。最有效的有以下几种。

1. 口服探亲避孕药

常用的是 53 号避孕药片，如发现安全套破损精液流入阴道，应立即服 1 片。以后每天 1 片，连服 4 天；再隔天服 1 片，服 4 次，前后共服 8 片。

2. 放置节育环

安全套破损后 5 天内去计划生育指导站或医院放置宫内节育器，即防止受精卵在子宫襞着床，达到防孕目的，又完成了一项较为安全可靠的避孕措施，一举两得。

012 包皮嵌顿宜采取的保健治疗方法

深夜一阵急促的敲门声，进来了一位新婚的男青年求诊，经检查确诊为"包皮嵌顿"。原来这位新郎缺乏必要的卫生知识，而发生与性生活有关的急症。

包皮嵌顿常见于有包茎或包皮过长的男青年。包皮是阴茎的外皮，儿童时期包皮不仅包裹阴茎体部，而且还覆盖阴茎龟头部。随着年龄的增长，包皮逐渐退缩，阴茎龟头就慢慢外露。如果到成年包皮仍然遮盖整个阴茎龟头和尿道外口则称为包皮过长，多数用手很容易将包皮上翻而暴露尿道外口和整个阴茎龟头。如果包皮口狭小，使包皮难以上翻称为包茎。新婚之夜，有的男青年由于包茎或包皮过长的原因，施行性行为时，包皮会向阴茎龟头后部硬性翻转而紧紧箍在阴茎龟头上，致使阴茎皮肤严重水肿。这种现象称包皮嵌顿。而且有的包皮不能上翻者，性交时还会产生疼痛，影响射精，不能得到快感。

同时，由于包皮强行向上退缩到龟头上方后，包皮外环便会落在龟头后冠状沟内，血液循环受阻而引起肿胀。若不及时处理，会导致包皮和阴茎发生溃烂，甚至坏死。所以，一旦发生包皮嵌顿，一定要及时处理。首先自己可轻柔按摩几下，试试能否复位，如能，复位动作要轻，若有阻力便应即去医院就诊，医生只要在龟头和水肿的包皮上涂上消毒的液状石蜡，便大都能手法复位。严重嵌顿不能手法复位者，须进行手术复位。

不过自己在手法复位时，不要过分紧张，如动作粗暴，强行复位，损伤了包皮系带，就会发生阴茎龟头部疼痛和出血。如症状较轻，只要注意局部清洗，服用一些抗生素便可。出血多、症状严重者，切勿怕难为情，必须请医生诊治，否则延误治疗会产生严重后果，影响阴茎的正常勃起和日后的性生活。

防止包皮嵌顿，要做婚前检查，发现包茎或包皮过长，早期到医院进行手术矫正。这种手术较简单，门诊便可施行。

013 新婚阳痿宜采取的保健治疗措施

新婚宴尔，洞房花烛，本是人生一乐事，可有些男性，平时阴茎勃起正常，新婚之夜由于劳累、紧张等因素的影响，而临事不举，医学上称之为新婚性"阳痿"。

新婚性阳痿通常是由于男子精神负担超过生理负担所致。主要有两方面原因：①第一次揭开性生活的神秘面纱，男子的情绪高度兴奋、紧张，而女方羞于安慰配合；②由于操办婚姻大事，或宴席饮酒太多，身体处于极度疲劳状态。

一般新婚性"阳痿"和一贯性阴茎不能勃起，或虽能勃起但不能维持足够硬度的阳痿病有本质的区别。新婚以后，随着彼此对性的了解熟悉，性生活次数的增多，心理紧张的逐渐解除，"阳痿"自会消失。如果男子对第一次性生活的失败耿耿于怀，自信心严重受挫，以致每次性生活都顾虑重重，害怕性交再次失败，阴茎屡屡不能勃起，如此心理负担一次比一次重，逐渐发展下去，就形成精神心理因素性阳痿了。

凡出现新婚性阳痿者，夫妇之间要互相配合，并采取如下措施：①阅读新婚性生活指导书籍，或请教有关专家，了解性生理和性心理，打破性神秘感，认识到新婚性阳痿是常见现象，不必忧心忡忡，解除心理负担；②妻子不要责备丈夫，应多关心体贴，理解配合丈夫；③性交前男方应多对女方采取亲吻、抚摸等形体语言，以便有充分的心理准备，增强自信心；④夫妻双方互相接触、抚摸身体的同时，女方应注意抚摸男方的

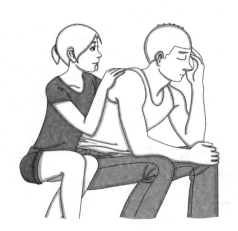

大腿、下腹部、阴茎、阴囊，使男方直接欣赏生殖器性感集中的感受，能迅速唤起较强的性欲，消除焦虑。

预防新婚性阳痿，夫妻双方首先要把性生活建立在纯洁的爱情基础之上：①婚前彼此要互相了解，相处一定时间，打牢爱情基础；②男方应豁达、大度，克服腼腆、害羞等心理因素，充分了解一些有关女性的生理、心理知识；③男女双方应积极进行婚前体检，学习有关婚姻、性、生育等方面的知识；④如果因操办婚事过于劳累，新婚之夜不必非要完成性交，可以互相抚摸、拥抱等方式度过新婚第一夜。

014 新婚期膳食营养保健要求

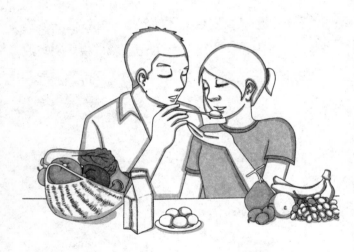

新婚宴尔，蜜月情浓。对于新婚夫妇来说，由于新婚期间的性事频繁与孕育新一代的特殊关系，青年伉俪在饮食上注意调理、讲究宜忌，才更有益于身心健康与优生优育。

新婚期由于婚前操劳，婚后频繁的性生活及新生活的适应，以中等劳动强度计算，每日能量供给量应为：男 11 715.2 ～ 12 552 千焦（2800 ～ 3000 千卡），女 10 460 ～ 11 715.2 千焦（2500 ～ 2800 千卡）。这只是正常条件下的能量供给量，而实际生活中会受到诸多条件的影响，如气候条件中的寒冷与酷热，体型中的消瘦与肥胖等，应根据实际情况加以调理。

1. 蛋白质

蛋白质在新婚期除维持其机体正常功能外，还可提高男性精液的质量，增加精子的量与活力。蛋白质中的精氨酸对维持男子正常的性功能起着积极作用。而蛋白质对女子有补充月经和处女膜破裂造成的蛋白质流失及对损伤组织的修复作用。蛋白质每日供应量 75 ~ 80 克。胶原蛋白更有补益作用。在新婚期间可适当多饮些鲜牛奶（每日 250 ~ 500 毫升）。

2. 脂肪

脂肪是维持女性月经周期和生育的重要营养素。现代女性中，不少人为追求苗条的身材，对脂肪功能缺乏认识，不喜食用。实际上脂肪是促进女性发育成熟的重要物质，是妇女月经和生育的重要能量来源。女性体内脂肪含量在 17% 以上，才会出现月经初潮；22% 以上才能维持正常的月经周期及受孕、怀胎、哺乳的需要。脂肪对女性激素的分泌起决定作用。因为女性激素能促进女性的第二性征，使女性体态丰满充满青春活力。如果脂肪摄入不足，还会影响脂溶性维生素 A、维生素 E、维生素 K 的吸收，从而导致严重的营养障碍，造成体内女性激素分泌减少，发生痛经、闭经、子宫功能性出血等疾病。脂肪供给量为总能量的 20% ~ 25%，不要超过 30%。

3. 糖类和纤维素

糖类的供给量占总能量的 60% ~ 70% 为宜。巧克力是对牙齿珐琅质损害最小的零食，除含有较高的糖类和脂肪外，还含有少量的维生素 B_1、维生素 B_2 及铁、钙等营养素。美国纽约州立神经研究所的专家指出：热恋中的情人，脑子被一种叫作苯乙胺的物质所覆盖，这种物质可以产生与氨基丙苯相类似的美好情绪。总之在新婚期间适当地多吃些巧克力是有益的。新婚夫妇还应多吃些富含膳食纤维的新鲜蔬菜和水果（蔬菜汁和果汁更佳），使大便畅通，预防盆腔瘀血、无菌性前列腺炎、精囊炎等疾病。不过膳食纤维摄入过度，不利于某些人体必需元素（如锌）的吸收，还可能影响妇女生殖能力。日本厚生省根据调查结果认为，食物纤维每日摄入量 18 ~ 19 克比较理想。

4. 矿物元素

国内外大量医学研究发现，缺锌可影响垂体分泌促性腺激素，引起性功能减退、睾丸萎缩、精子数目减少、生殖器发育不全，女性则闭经或痛经等。铜缺乏影响肾上腺皮质类固醇及黄体酮的合成。缺锰影响性功能，性欲减弱或不育。此外，如果人体内矿物质缺乏，不仅影响生育，也易导致胎儿畸形、发育迟缓、智力低下与流产等。因此新婚夫妻宜多吃些富含锌、铜、镁、锰和钙、铁等矿物质粗食物，如海鱼、贝壳类海产品及动物内脏、蔬菜、水果。

5. 维生素

维生素 B 类参与蛋白质、脂肪、糖类的代谢。维生素 B_2 对于生育和生命都很重要，体内维生素 B_2 缺乏，就会产生脂溢性皮炎，造成外阴发痒，严重的还会导致性生活障碍。维生素 B_2 每日供给量男性为 1.5 毫克，女性为 1.4 毫克。富含维生素 B_2 的食物有乳类、动物肝、鳝鱼等。维生素 E 与性腺、生殖关系密切。维生素 E 对于女性能增加卵巢重量及促进其功能，它可使成熟卵增加，黄体细胞增大，还可抑制黄体酮在体内的氧化，从而增加黄体酮的作用，维生素 E 还能预防畸形婴儿的产生。男子缺乏维生素 E 时，精子的运动异常或出现精液缺乏。维生素 E 每日供给量为 10 毫克。富含维生素 E 的食物有芝麻油、麦胚油、花生油、豆油等植物油类及动物的肝、鱼、瘦肉、大豆、红枣、核桃、新鲜蔬菜等。维生素 C 除具有促进铁的吸收、抗病解毒、增加人体免疫功能外，还有减少精子黏集的作用。男子体内维生素 C 缺乏时，会导致精子的黏集，如查精液中有 20% 以上的精子黏集在一起时，就不能生育。维生素 C 能使有黏性的精子不粘在一起。维生素 C 每日供给量为 60 毫克，新鲜绿叶蔬菜和大部分水果含维生素 C 丰富。维生素 D 能促进钙质的吸收。维生素 A 是维持人体一切上皮组织正常功能的必需物质，它缺乏时，眼、呼吸道、泌尿系统、生殖系统等上皮组织容易发生病变。

6. 水

女性在新婚蜜月期极易出现尿道感染，而多饮水，可使尿量增加，清洁尿道，免于患病。

男女双方应忌烟、酒、咖啡（兴奋过度易产生负兴奋）。医学研究表明，过度吸烟可造成阴茎血流循环不良，影响阴茎勃起，严重可致阳痿，并使精子细胞变态。饮酒则会改变中枢神经系统的功能，干扰性兴奋与性抑制正常规律。同时，饮酒会影响精子、卵子的质量，一旦"劣质"精卵结合，则不利优生。

015 新婚蜜月最佳营养保健食谱

1. 保健食谱中的常用食物

（1）鳝鱼：鳝鱼分布很广，我国各淡水河湖均有出产，以6～7月份出产的最好。鳝鱼体细长如蛇，头圆；鱼体前段圆粗而尾细；背黄褐色，肚黄色；眼小，无鳞，全身只有一根刺，一根肠子。鳝鱼肉质细嫩，味美。死鳝鱼有毒，不可食。

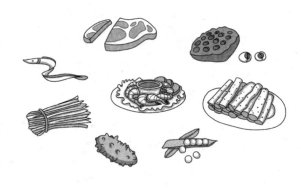

本品性温，味甘，能补虚助力，祛风湿，强筋骨。主治劳伤、产后血虚、恶露淋沥、风寒湿痹、阳痿、早泄等症。若妇女乳房肿痛，用鳝鱼皮烧灰，空腹以暖酒调下，每次3克；若妇女劳伤，子宫脱垂，用黄鳝煮羹食之。

（2）桑椹：桑椹是桑树的成熟果穗，性味甘寒，能滋阴、补血、安神、益寿，常服久服桑椹，能预防和治疗动脉硬化、高血压等老年病，调节免疫功能，延缓衰老。如桑椹与何首乌、女贞子等配伍，为首乌延寿丹，治疗老年体衰、腰痛膝软、须发早白，具有延寿作用。此外，《备急千金要方》以黑熟桑椹水浸日晒，搽抹外用，可使黑发再生。《食鉴本草》载桑椹酒补五脏、明耳目。每服15～30克，鲜者可用60克，但脾虚便溏者不宜服用。

（3）韭菜：当春天刚刚来临，寒风料峭、冷气尚在袭人的时候，就可用"黄韭试春盘了"。唐代著名诗人杜甫有"夜雨剪春韭，新炊间黄粱"的诗句。这说明韭菜自古以来就受到人们的特别喜爱。

500 克韭菜含蛋白质 5 ~ 10 克，糖 5 ~ 30 克，维生素 A 20 毫克，维生素 C 89 毫克，钙 263 毫克，磷 212 毫克，以及挥发油等。它具有调味、杀菌的功效。除此以外，韭菜的突出优点是含粗纤维较多，而纤维素现在已被人们称为第七大营养素，是人们必不可少的物质。

韭菜，虽然四季常青，终年供人食用，但以春天吃最好，正如俗话所说："韭菜春食则香，夏食则臭。"春天气候冷暖不一，需要保养阳气，而韭菜性温，最宜人体阳气。正如《本草拾遗》里所说："在菜中，此物最温而益人，宜常食之。"明代大医学家李时珍说："韭叶热根温，功用相同，生则辛而散血、熟则甘而补中，乃肝之菜也。"所谓肝之菜，是说吃韭菜对肝的功能有益。

（4）银耳：银耳又名雪耳、白木耳，性平味甘，每 100 克干品中含蛋白质 5 ~ 6 克，脂肪 0.6 ~ 3.1 克，糖类 79 克，粗纤维 2.6 克，钙 380 毫克，磷 250 毫克，铁 30.4 毫克，还含有维生素 B_2、胡萝卜素、烟酸、胶质等人体必需的营养物质。银耳有润肺止咳、生津养阴、益气补肾、消除肌肉疲劳、健脑防衰等功能，且四季常备、价格低廉，不失为中老年人营养保健之佳品。

银耳的吃法有油炒、凉拌、蒸煮等，老年人最好采用蒸煮法，制成粥、羹食用，有利于消化吸收。但要注意银耳的选择，禁食发霉变质的银耳。

（5）莲子：莲子为历代保健之良药，《神农本草经》记载："补中养神，益气力、除百疾，久服轻身耐老，不饥延年。"《本草拾遗》里也说："令发黑，不老。"据说，一颗成熟的莲子，不管是深埋于泥沼石缝，还是流落于水泽沙丘，也不论是身处酷暑严寒，都能保持顽强的生命，经过几百年、上千年，仍然会胚芽萌发，长出新莲来。莲子的这种无比坚韧的品性和惊人的寿命，在植物世界中是独一无二的。莲子鲜可生食，也可做汤菜、甜食、糕点或蜜饯。干莲子中糖类的含量高达 62%，蛋白质含量高达 16.6%，钙、磷、铁质及维生素 B_1、维生素 B_2 和胡萝卜素的含量也相当丰富，是老少咸宜的食品。中医学认为，莲子是一味很有价值的中药，为滋补元气之珍品，药用时去皮、心，故中医处方叫"莲肉"，具有补脾、益肺、养心、益肾和固肠等作用。生可补心脾，熟能厚肠胃，适用于心悸、失眠、体虚、遗精、白带过多、慢性腹泻等症。

（6）豌豆：豌豆味甘，性微寒，入心、脾、胃、大肠经。有益气和中，生津止渴，解毒利水，除呃逆，止泻痢之功效。豌豆苗鲜嫩可口，可作炒菜食用。豌豆因其性寒难消化，不宜多食。青豌豆，煮熟淡食，或嫩豌豆苗，捣烂绞汁，每次半杯，每日 2 次。可益胃生津，治消渴。豌豆苗 1 把，洗净捣烂，布包榨汁，每次半杯，略加温服，每日 2 次。治高血压、心脏病等。

（7）海参：海参系刺参科动物，刺参或其他海参的全体。海参一向用做佐餐佳肴，明代以后，收入本草，列为补益药。性温，味咸。有补肾益精，养血润燥之功效。海参含酸性黏多糖、海参毒素和海参素，此三者是海参的主要有效成分。另尚含甾醇、三萜醇、色素、黏蛋白、海参皂苷、蛋白质、脂肪、糖类、灰分、钙、磷、铁、碘、维生素 B_1、维生素 B_2 和烟酸等。有增强免疫功能、抗肿瘤、抗凝止血、抗病毒（单纯疱疹病毒）、抗真菌（海参毒素、海参皂苷对念珠菌有抑菌作用）、抗放射、降血胆固醇和镇痛、解痉等作用。主治精血亏损，虚弱劳怯，阳痿，梦遗，小便频数，肠燥便艰等。

（8）鹌鹑蛋：性平，味甘，具有益脑增智，强筋健骨，补益气血作用，因其滋补营养价值高，故被人称为动物人参，与鸡蛋相比较，其蛋白质含量高 30%，维生素 B_1 高 20%，维生素 B_2 高 83%，铁高 46.1%，卵磷脂高 5 ~ 6 倍，并含有芦丁、芸香成分。它的胆固醇含量比鸡蛋低 30% 左右。鹌鹑蛋含有多种磷脂、激素，其中人体必需的氨基酸品种齐全，是老幼咸宜的滋补佳品。鹌鹑蛋能滋肾健脑，强筋壮骨，安神定志，因此对于肾虚、体弱、头晕目眩、心悸失眠、血压偏高、营养不良、食欲缺乏等均有治疗效果，为保肾佳品之一。

（9）葡萄：葡萄又名草龙珠、山葫芦，为葡萄科植物葡萄的果实。性平，味甘、酸，入肺、脾、肾经。其成分含有糖类、蛋白质、维生素 B_1、维生素 B_2、维生素 E、烟酸和多种无机盐。葡萄营养丰富，含糖量为 15% ~ 30%，酒石酸、草酸、枸橼酸、苹果酸等为 0.5% ~ 1.4%，蛋白质为 0.15% ~ 0.9%，矿物质为 0.3% ~ 0.9%，还含有各种单葡萄糖苷和双葡萄糖苷，以及钙、镁、钾、铁、磷、胡萝卜素、硫胺素、维生素 B_2 等，还含有 10 多种人体所需要的氨基酸。而且，葡萄中所含的多种糖分中，大部分是易被人体直接吸收的葡萄糖。有补气血，强筋骨，滋肾液，益肝阴，养胃耐饥，通淋利水，止渴安胎之功效。适用于气血虚弱、肺阴不足、心悸盗汗、淋证浮肿、烦热口渴、筋骨湿痹等症。据报道，国外研究发现葡萄、葡萄汁、葡萄干和葡萄酒都有抗病毒的作用。虚弱患者最宜食用葡萄，它含有很多糖分，而且主要是葡萄糖，易为人体直接吸收，具有很好的营养价值。但由于含糖分多，多食会令人腹胀、烦闷；另外，便秘者不宜多食。

（10）刀豆：每 100 克刀豆中含蛋白质 30.7 克，脂肪 1.2 克，钙 164 毫克，磷 209 毫克，铁 10.5 毫克等。中医学认为，其性温，味甘，功能为温中下气，益肾补元。适用于虚寒呃逆，肾虚腰痛，小儿疝气等症。

（11）黑豆：黑豆又称乌豆、稆豆、黑大豆。性平，味甘，入心、脾、肾经。黑豆有"植物肉"和"绿色乳牛"之称，是一种高脂肪高蛋白质的食品，但无动物脂肪使人血脂增高的不良反应。其脂肪含量占 17% ~ 20%，因此可用以榨油。据营养学家分析。500 克黑豆所含蛋白质相当于 1000 克黄鱼，1000 克猪瘦肉，1500 克鸡蛋，6000 克牛奶。而且大豆富含人体不能合成的 8 种必需氨基酸：赖氨酸占 6.86%，蛋氨酸占 1.56%，色氨酸占 1.28%，苯丙氨酸占 5.01%，苏氨酸占 4.31%，亮氨酸占 7.72%，异亮氨酸占 5.10%，缬氨酸占 5.38%。这些必需氨基酸在人体细胞和生命活动中不可缺少，但又只能靠食物供给。

（12）虾肉：虾属甲壳纲十足目动物，包括龙虾、对虾、青虾、河虾等。虾肉，性温，味甘，入肝、肾经。其成分含蛋白质、脂肪、糖类、氨基酸、烟酸、维生素（A、B_1、B_2）、钙、铁、钾、磷等。每 100 克虾肉中含蛋白质 20.6 克，脂肪 0.7 克，钙 35 毫克，磷 150 毫克，铁 1.3 毫克有补肾壮阳，补虚增乳之功效。适用于肾阳虚导致的阳痿、早泄、腰痛、体弱无力、肢冷畏寒、小便频数及产后乳少、小儿营养不良、维生素 D 缺乏病、骨质疏松症等。本品属发物，多食易发风动疾。

阴虚火旺、皮肤过敏、疱疹疥癣、发热等患者忌食。

（13）猴头菇：猴头菇又叫猴头菌、刺猬菌等名，由于子实体布满针状菌直刺，近球形，似猴子的头而得名。猴头菇是一种腐生真菌，常生长在阔叶树的枯枝、树干上。我国是野生猴头菇主要产地，多产在东北、西南和西北林中。野生猴头菇很少，现在使用的基本上都是人工栽培或人工发酵生产的菌丝体。猴头菇是贵重的物质资源，自古以来就被人们作为健身补品。猴头菇性平、味甘，入肝、胃二经，有助消化、利五脏的功能。现代医学研究证明，它是治疗消化系统疾病和抑制胃痛的良药。猴头菇含有丰富的营养物质，如蛋白质、脂肪、铁、磷、钙、胡萝卜素、糖类等，还含有 16 种天然氨基酸，其中有 7 种是为人体所必需。临床上用猴头菇片剂来治疗胃炎和胃溃疡，取得了很好的疗效，治疗慢性胃炎有效率达 85.2%。近来另有研究证实，猴头菇还有防癌抗癌的作用，尤其对消化系统肿瘤抑制和治疗作用明显。

（14）牛肉：性温，味甘，入脾、胃、肝经。其成分有蛋白质、脂肪、维生素（B_1、B_2）、胆甾醇、钙、磷、铁等。每 100 克牛肉中含蛋白质 20.1 克，脂肪 10.2 克，钙 7 毫克，铁 0.9 毫克，磷 170 毫克，维生素 B_2 0.5 毫克，以及多种氨基酸。有补中益气，健脾养胃，强筋健骨，补虚损，消水肿之功效。适用于脾胃虚弱所致的泄泻、脱肛、消瘦、乏力、水肿等，以及精血亏虚引起的筋骨酸软、四肢无力等症。因牛肉性温，故患有疮毒、湿疹、瘙痒症等皮肤病的人忌食。肝炎、肾炎患者亦应慎食之。牛肉 500 克，五香粉、大料、花椒、桂皮、葱、姜、酱油、白糖各适量。牛肉切 3 厘米见方块，用热油炸成杏黄色。葱切段、姜切片，花椒、大料、桂皮、五香粉以纱布包好。锅内放入清水，同时放入所有作料，待水开后放入炸过的牛肉，改用文火炖约 4 小时，待肉酥烂，汤近收干即成。

（15）山药：山药，属薯蓣科多年生缠绕藤本，古称玉廷、修脆、儿草甘、薯蓣、薯豫。历史上曾因两犯帝讳，两易其名。先是唐太宗名豫，故改名为"薯药"；后因宋代宋英宗名曙，故又改"薯药"为"山药"，一直沿用至今。自古以来，山药就是一种有益健康的滋补之品，含有蛋白质、糖类、维生素、无机盐、脂肪、胆碱、淀粉酶、黏液质和薯蓣皂苷等药物营养成分，所以被称为"滋补药中的无上之品"。李时珍的《本草纲目》说山药有补虚羸，除寒热邪气，补中，益气力，长肌肉，强阳。久服耳聪目明，轻身，不饥，延年。主头风炫眼，下气，止腰痛，治虚劳羸瘦，充五脏，除烦热；还有强筋骨，主泄精健忘，益肾气，健脾胃，止泻痢。化痰涎，润皮毛等功效。现代科学分析，山药营养的最大特点是含有大量的黏蛋白，黏蛋白是一种多糖蛋白质的混合物，对人体有特殊的保健作用，能防止脂肪沉积在心血管上，保持血管弹性，阻止动脉粥样硬化过早发生，可减少皮下脂肪，因此有减肥作用，能防止结缔组织的萎缩，故能预防类风湿关节炎、硬皮病等结缔组织病的发生。鉴于这种多糖蛋白质的混合物对人体有着特殊的保护作用，因而有些学者把它称之为"长寿因子"。山药主要供作熟食，用它入馔，色白如玉，晶莹透明，烹可为肴，煮可为粥，蒸可为糕，还可烧、炒、炖、煨等，均可烹制出各种色美味香、甜酸脆绵的风味佳肴和点心。山药属于补益之品，又有收敛作用，所以，凡有湿热实邪及大便干燥者，不宜食用。另外，煮山药时，忌用铁器或青铜器，还忌在烹调中反复加热或过分蒸煮，否则山药的营养会遭到很大破坏。还有一点值得注意，山药怕冷、怕冻，保存温度应为 4 ~ 15℃。

2. 营养食谱

（1）八宝长寿粥：据当今少林寺方丈德禅大师介绍，本品是该寺寂勤老和尚所常吃。寂勤老和尚 97 岁高龄时仍十分健壮，每晨爬五乳峰，只用一炷香的时间，便返回寺院。此方曾广传其他寺院和善男信女，所用者均收到良好的效果。

原料：小米 1500 克，大米、冰糖各 500 克，花生仁 250 克，核桃仁 150 克，松子仁 50 克，杏仁 15 克，山楂 100 克，豇豆 30 克，大枣 10 枚。

制作：将米淘洗后，放入锅内，加水 5000 毫升，放入豇豆、果仁，煮 40 分钟，加米再用文火熬成粥。加冰糖，糖熔化后加入去核大枣、山楂，3 分钟后，离火出锅。每天中午年老者半碗，年轻者一碗半，冬、春、秋三季吃为宜。

功效：八宝长寿粥有健脾益肾、润肺利肠的作用，为年老体弱及脾、肺、肾虚、津亏便秘、病时调养者的佳品。

（2）烧明虾

原料：大虾 10 尾，葱半根，鲜姜末、大蒜末、酒各 10 克，酱油 25 毫升，油 450 毫升。

制作：大虾去须、足，不去皮，用水洗净后抽去脊线和腹线。用刀背将虾身轻轻叩松。将 450 毫升油倒入铁锅中，用大火烧热后，下入大虾，炸 10 秒钟左右捞出。将锅内油倒出，留 30 毫升，仍坐火上，投入葱、姜，炝出香味后加入酱油。下入大虾，再加入蒜末和酒，炒四五秒钟，出锅装入盘中，即可供食。

功效：本菜为滋补佳品，有补肾助阳，通脉之作用。入食能健身强力。人体虚寒，阳痿早泄，体虚无力者尤宜常食。由于明虾含有丰富的蛋白质和钙，故不宜与含有鞣酸的水果，如葡萄、山楂、柿子同食。

（3）牛鞭虾仁汤

原料：牛鞭 1 具，大虾仁 12 个，熟地黄、桂枝、小茴香、牛膝各 3 克，调料适量。

制作：将牛鞭洗净，切片，虾仁用水发开，其余布包，加水同炖至牛鞭熟后，去药渣，调入食盐、味精、猪油少许即成。

功效：温阳暖宫，适用于女子阴冷、宫寒不孕、腰膝酸软等。

（4）杞鞭壮阳汤

原料：牛鞭 1 具，枸杞子 15 克，肉苁蓉 30 克，鸡肉 500 克，姜、花椒、料酒、食盐、味精、葱花各适量。

制作：将牛鞭剖开，洗净，武火烧沸后，去浮沫，下鸡肉、枸杞子、肉苁蓉、姜、花椒、料酒等，文火炖至鞭熟，取出鞭，肉切片，放回汤中，食盐、味精、葱花等调味，煮沸即成。

功效：滋补肝肾，适用于孕前肝肾阴亏之腰膝酸软、畏寒等。

（5）虫草烩鸭汤

原料：冬虫夏草 10 克，雄鸭 1 只，绍酒 15 毫升，葱白 10 克，胡椒粉、生姜各 5 克，食盐 3 克。

制作：将鸭宰杀后，整理干净，剁去爪，剖腹去内脏，冲洗干净，放入沸水锅内煮片刻，捞出用凉水洗净；冬虫夏草用温水洗净泥沙；生姜、葱白洗净切片，待用。将鸭头顺颈劈开，取冬虫夏草8～10克放入鸭头内，再用棉线缠紧，余下的冬虫夏草和生姜、葱白一起装入鸭腹内，然后放入锅，注入清汤，用食盐、胡椒粉、绍酒调好味，用湿绵纸封严口，上笼蒸约2小时。将全鸭盛出后，揭去绵纸，捞去生姜、葱白，加味精即成。

功效：补脾肾气，食用，可补阴阳，强壮身体。

（6）萝卜肝片

原料：猪肝、白萝卜各250克，精盐、植物油、葱、味精各少许。

制作：猪肝剔去筋膜，洗净，切成薄片。萝卜洗净切成薄片。葱洗净切成葱花，锅内放植物油适量，烧至六成热，下萝卜片炒至八成熟，加少许盐出锅。锅内放植物油两匙，旺火烧至八成热，下肝片快速翻炒，至色变白，倒入萝卜同炒至熟，最后加入葱花、味精即成。佐餐适量食之。

功效：本方有补肝养血，活血化瘀，软坚散结之功效。

（7）糖枣花生仁

原料：花生仁、大枣、冰糖各50克。

制作：将花生仁、大枣拣洗净，与冰糖同放锅中，加水适量，武火烧开，改小火煨至花生仁熟烂即可。温热空腹食之，每日1次，连服1～2个月。

功效：本方有补中保肝、养血止血的功效。花生的植物性蛋白质含量也甚为丰富，且含有丰富的维生素E，有较好的保肝作用。大枣则有"天然维生素丸"之称。

（8）杞子大枣煲鸡蛋

原料：枸杞子30克，大枣15枚，鸡蛋2个。

制作：将枸杞子、大枣分别洗净，入锅内加水适量，用小火炖1小时，打入鸡蛋，再煮片刻，做成荷包蛋。温热吃蛋饮汤，单食或佐餐均可。15天为1个疗程。

功效：枸杞子可养肝明目，大枣可补肝养血，鸡蛋可提供丰富的蛋白质。全方共达补肝养血、柔肝止痛之功效，适用于肝硬化之口燥咽干，目涩无泪，皮肤干燥，大便秘结不下等病症。

（9）潮阳姜葱鸡

原料:肉鸡1只,葱丝、姜丝、红辣椒丝各50克,鱼露、料酒、味精、酱油、胡椒粉、香油、素油、白糖、清汤各适量。

制作：将肉鸡收拾干净,用开水焯一下,放入开水锅中,加姜、葱及料酒,用文火焖约30分钟,熟透后捞出,用清汤浸凉。擦去鸡皮上的水汽,刷一层香油,斩成块装盘,码上姜、葱、红辣椒丝后淋上一层素油。将清汤烧开,烹入鱼露、酱油、味精、胡椒粉、白糖、香油,烧开后起锅,淋在鸡身上即可。

功效：姜味辛,性微温,归肺、脾、胃经。发汗解表,温中止呕,温肺止咳；鸡肉可温养,补气养血,补虚,暖胃强身。

（10）寸金绍菜卷

原料:鸡胸肉、虾肉、冬菇、鲜贝、肥膘肉、金华火腿各适量,大白菜嫩叶10张,精盐、味精、鱼露、湿淀粉、料酒、清汤、胡椒粉、葱姜末、素油、蛋清各适量。

制作:将菜叶用开水烫一下,放入冷水中漂凉,切成边长12厘米的方块备用。将鸡胸肉、虾、冬菇、鲜贝、肥膘肉、金华火腿斩茸,放入精盐、味精、料酒、淀粉、蛋清、胡椒粉搅拌,加入葱、姜末,分别放入菜叶中,包成10条大小相等的小卷,封口处用湿淀粉粘上。炒锅刷凉油,油热后放入菜卷用微火煎炸,至两面均成金黄色后,下入清汤,开锅后烹入鱼露、味精,勾芡起锅。

功效:味美清爽,消食、开胃、健脾,含有蛋白质、脂肪、多种维生素及钙、磷、铁等矿物质,常食有助于增强机体免疫功能。

（11）鸡蛋豆腐糕

原料:鸡蛋2个,豆粉2勺,西红柿1个,湿淀粉、香油各10克,水250毫升,精盐、味精、酱油各少许。

制作:豆粉煮熟。把鸡蛋打好后放入盐、味精调匀,然后倒入煮熟的豆浆中搅拌,上锅蒸熟。将蒸熟的豆腐糕切成小块待用。把洗好的西红柿切成小块,加豆腐糕、精盐、味精并放入水中,文火煮片刻,用湿淀粉勾芡,打明油即成。

功效：宽中益气,和胃行血。

（12）杜仲鹌鹑汤（老年药膳）

原料：鹌鹑1只，枸杞子30克，杜仲15克。

制作：上三味水煎取汁，饮汤食鹌鹑。

功效：补肝肾，健筋骨，强腰膝，适用于肝肾虚牙齿不坚，腰膝酸软。

（13）鸭血豆腐汤

原料：鸭血块250克，豆腐2块，酱油4毫升，细盐、味精各2克，香油10毫升，高汤750毫升，辣椒、葱末各少许。

制作：先将鸭血用清水洗净，切成1.7厘米见方的块，豆腐同样切成1.7厘米见方的块，分别放入开水内焯一下，捞出控净水。汤锅置火上，倒入高汤烧开，再放鸭血块、豆腐块，煮至豆腐漂起，加入细盐、味精、酱油、葱末、辣椒面。待汤再开，起锅盛入汤碗内，最后淋入香油即可。

功效：生津补血，润燥补血。适用于由于燥气伤血的人常食。体热者不宜食用。

（14）栗子白菜

原料：大白菜3000g，栗子400g，精盐、味精、胡椒粉、淀粉、奶各适量。

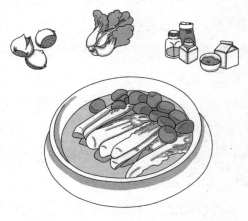

制作：白菜去掉根和老帮，洗净后出水，捞出用冷水浸凉，再捞出挤净水分，用小刀剔净筋、皮，然后顺刀切成12厘米长条。栗子洗净，切去上端，用沸水煮一会儿，捞出剥去皮，再用热油炸成金黄色，捞出置于盆中，加奶和少许精盐上屉蒸烂。白菜心摆在锅里，加奶、精盐、胡椒粉、味精调好口味，上火烧至软烂，再装盘。锅中原汁用水淀粉勾芡，浇在白菜上。栗子蒸烂后，箅去原汤，倒在烧好的白菜上。

功效：栗子酥甜，白菜鲜香。本方益气厚肠胃、调脾健胃。可辅治腹泻、慢性支气管炎等。

（15）烤麦麸

原料：水面筋 1000 克，鸡汤 100 毫升，香菇、冬笋、胡萝卜、酱油、白糖各 50 克，姜、精盐、味精各 2 克，料酒 20 毫升，香油 30 毫升，花生油 100 毫升（实耗 50 毫升）。

制作：将生面筋用开水煮透、捞出放入凉水盆内，用手揪成小块待用。香菇洗净切抹刀片，冬笋切片，胡萝卜切象眼片。炒锅上火，入花生油烧至五六成热，下面筋块炸至焦脆，将油沥尽。锅内留少许底油，下姜末炝锅，速下酱油、料酒、白糖、鸡汤、精盐。将炸好的面筋、香菇、冬笋、胡萝卜放入，用文火煨，将面筋煨透，加味精淋入香油即成。

功效：面筋含蛋白质 22.4%，脂肪含量仅 0.2%，是一种营养价值很高的食品，钙、磷、铁含量均较丰富。烤麸以水面筋为主料，佐以香菇、冬笋、胡萝卜，更提高了营养价值，使营养素含量更加完全。吃来香美可口，是心血管系统疾病、糖尿病患者及中老年人的美味佐餐佳肴。

（16）土豆葡萄鱼

原料：土豆 350 克，豆腐皮 1 张，葡萄汁 100 毫升、白糖 100 克，青菜叶 4 片，鸡蛋 1 个，面包屑 75 克，葱段 10 克，姜汁 10 毫升，醋、盐各 2.5 克，湿粉芡 15 克，香油 15 毫升，酱油 2.5 毫升，面粉 50 克，味精 0.5 克，清油 500 毫升（实耗 100 毫升）。

制作：先将土豆洗净放笼内蒸熟，取出去皮，放砧墩上用刀压成细泥放碗内，加盐、味精、香油各 5 克，面粉 25 克，搅匀成"鱼肉"坯备用。鸡蛋打碗内，用筷子打成蛋浆；将豆腐皮泡软，撕去边筋，排在案板上，将半张豆腐皮抹满蛋浆，另半张折过来合在涂有蛋浆的豆腐皮上面拍实，再将拌好的"鱼肉"坯放在豆腐皮上，用手按实后，再用刀抹平成长条形块，将多余的豆腐皮用刀剁掉，每隔 1.3 厘米左右处，用坡刀剞横刀花，再每隔 2.6 厘米左右处，剞直刀花，刀深 3／4 处，每剞一刀，在刀缝内撒入面醭少许，防止黏结，全部剞好后，涂上一层蛋浆，撒上面包屑轻轻拍实。锅放旺火上，下入清油，油热六成将做好"鱼块"用刀铲着放在油锅内，炸至金黄色，待豆腐皮焦脆、土豆泥张开成葡萄粒状时，用漏勺捞在盘内。将青菜叶烫一下，用刀切成葡萄叶梗的形状，镶在"鱼肉"边，成为整枝葡萄状。在炸"鱼"的同时，另取炒锅一只放在旺火上，下入熟油15毫升加葱段煸炒，放入葡萄汁、姜汁、白糖、醋、酱油、盐，烧沸后勾入小流水芡，上淋香油，浇在"葡萄鱼"上即成。

功效：此菜色泽红润光亮，形如整枝葡萄，皮酥脆内鲜软，有浓郁葡萄香味。此菜谱出自《素菜巧作》。

016 宜了解有关避孕的知识

不能生育，没有后代，固然是人生一件憾事，但也不可不加节制地生育。

提倡采取科学的节育方法，有计划地安排生育次数和时间。当前可供使用的节育方法很多，如安全套、阴道隔膜、阴道用药、子宫内放置节育器和口服避孕药等。

1. 安全套

说起安全套的使用来，不少人认为这不需专门指导，有人干脆称之为"无师自通"的避孕方法。其实不然，事实上有些人确实不会正确使用安全套。安全套使用方法不当是造成避孕失败的主要原因之一。

领取或购买安全套后，先要看包装盒上的出厂批号，以推算出是否过期失效，一般贮藏期为一年半。再看看包装是否完整，有无破损，然后放在自己取用方便的地方。

夫妻同房时，取出安全套，轻轻捏挤套顶端贮精囊，排出空气后，套在勃起的阴茎上，卷折部分向阴茎根部展开。射精后，勃起的阴茎往往很快收缩。应在阴茎软缩前捏住套口，将安全套同阴茎一并抽出，要注意的是，不要让安全套滑脱和精液外溢。如果同房时间较长，为安全起见，可考虑中间更换一只。在使用过程中若发现安全套破裂，应嘱女方持蹲位，尽量排出精液并立即冲洗阴道，再将外用杀精药物放入阴道深部，或在 72 小时内采取紧急避孕方法，千万不可存有侥幸心理。

科学研究证明，使用安全套还有防病保健作用。特别是在艾滋病蔓延传播的今天，使用安全套就更具有重要意义了。对于有可能或已经接触了艾滋病病毒的人们，即使他们已采取其他避孕措施，也不要忘记使用安全套。对于已经感染艾滋病病毒的患者，为保护其配偶，那就必须戴安全套。此外，使用安全套对他们的自身健康也有利。安全套可防止他们继发合并其他性传播疾病。

现已有并非专门用来避孕的安全套问世，由松弛、柔软的聚氨酯和上下两个松紧自如的聚氯酯环组成，是一种半透明的多用女用避孕套。其用法很简单，内环可以套在宫颈上，外环则卡在阴道之外，这样就可避免女性外生殖器、阴道、宫颈等部位与阴茎的直接接触。对处在被传染疾病危险环境下的妇女可能是一种很有价值的保护措施。

2. 阴道隔膜

此为女用避孕工具。把它放在阴道里盖住宫颈口，阻止精子进入子宫颈，如果使用得当，效果也可靠，对健康无害，但必须请医生选配大小合适的才能使用。

3. 避孕药膜

现在有一种最新的药，叫作避孕药膜，像一张纸，折叠以后放在阴道里，其药膜中含有的药物可以把精子杀死。

避孕药膜具有使用方便，容易掌握，又不影响性生活和健康的特点，其避孕有效率达 99% 以上。可是在生活中却经常有人埋怨避孕药膜不管用，经多方了解查找出了问题所在，即坚持两个原则，注意两个事项，掌握使用方法。

两个原则，一是行房事要看表。不少夫妇放入药膜后不足 5 分钟就行房事，药膜尚未充分溶解，容易失败；此外行房事如超过半小时还需再放入一块，以防药效减弱。二是不宜男用。不少书上都写男用为宜，而这正是失败的原因。因为男用时一般先将阴茎插入阴道，使之湿润后再退出，将药膜贴在阴茎头上，须知先将阴茎插入阴道时，很可能就已有少量不被察觉的精液溢出了。再有在阴茎插入过程中很难保证贴在阴茎上的药膜完好无损，如果由于男方性兴奋而控制不好，更有可能导致避孕失败。

两个注意事项，一是指年龄较大或阴道分泌物较少的人，使用药膜应在阴道内溶解的时间再长一些；二是有阴道炎、宫颈炎的妇女不宜适用。

正确的使用方法应该是女用。用时可将药膜揉成一个松软的团，用手指推入阴道深部，或将药膜对折两次，用示指和中指夹住中间两层，推入阴道深部，别忘了旋转一下再退出手指。如果在使用时掌握好上述三点，就一定会避孕成功。

4. 宫内节育器

宫内节育器又叫避孕环，这是一种可以长期放在子宫里的避孕工具，其避孕作用主要是节育器在子宫里破坏了受精卵的生活和发育条件，影响受精卵种植在子宫里，妨碍受精卵发育成胎，达到避孕目的。

放环，是一种安全有效的避孕措施，那么何时放环好呢？这要根据妇女的不同情况和选择不同的时期而定。

（1）月经干净后 3 ~ 7 天后放环：不良反应较少。但是，放环前应停止性生活，以免发生感染和怀孕。

（2）人工流产术时立即放环：因各种原因需要终止妊娠时，手术和放环术可同时进行，既方便又减少痛苦。

（3）剖宫产时立刻放环：能将环放在子宫的最佳位置，准确率达 100%，还能避免产后哺乳期的意外妊娠。由于操作不经过阴道，因此放环后感染的机会极少。在环的三、六、九、十二"点钟"处，羊肠线各打一结，留下 0.5 厘米长的结头，使环的体积增大，不易脱落，产后 1 个月，子宫复原，羊肠线已吸收，环也就在子宫中"安家落户"了。

（4）产后 42 天做产后检查时放环：此时子宫恢复正常大小，子宫口松，环易放入。

5. 口服避孕药

口服避孕药分为男用和女用两种。女用有短效、长效、避孕针和探亲药等许多种。其避孕作用主要是抑制排卵和阻止受精卵在子宫里种植。男用口服避孕药，有抑制精子的产生和精子成熟的作用。但服避孕药，一定要注意补充维生素。

近几年来，国内外专家发现，服避孕药可使体内的维生素消耗量增加，其中B族维生素为甚。国外专家曾对口服避孕药 3 年以上的年轻妇女，在停止避孕以后，测定其血液内维生素的含量，发现维生素含量均低于正常标准，尤其是维生素 B_6。年轻妇女如果在怀孕以后才注意维生素的补充，其效果不如避孕期就注意的好。

国外一些医学专家指出不少孕产妇疾病，如患妊娠高血压综合征、早产、胎盘早剥等，均与母体内维生素不足有关。为了保证孕妇的健康，宜从避孕期开始就注意加强维生素的摄入。其中，维生素 A、维生素 B_1、维生素 B_2、维生素 B_6、维生素 C、维生素 D 及烟酸尤为重要。这些维生素来源并不困难，只需要多吃些新鲜蔬菜和水果、动物肝脏和肾脏。同时，主食应适当配入些杂粮，不要过分追求"精细"食品，大多能满足体内维生素的需要。如发现维生素缺乏症，则要在医生的指导下，口服维生素丸或片剂。

6. 节育手术

常用的有女子输卵管结扎。女子结扎输卵管是在腹部开一小口，找出输卵管加以结扎和切断，手术很简单，特别是生孩子以后做这种手术更好。

绝育手术只要一方做了即可，效果十分可靠。有的人对做绝育手术有顾虑，其实是没有必要的。因为输精管和输卵管的功能只是使精子或卵子通过，没有其他生理作用。所以结扎以后，一点也不影响健康，也不影响性生活。男子结扎输精管以后，照常可以排精液，只是精液里没有精子罢了。女子结扎输卵管以后，照常来月经，有的人怕男女结扎以后，会变得不男不女，容易衰老，这是没有科学根据的。

7. 其他方法

（1）硅胶避孕环：这种药环用硅橡胶做成管状，管内主要以药芯形式装有甲地孕酮 200 毫克，制成圆形，外圈直径为 40 毫米。妇女需避孕者，在月经来潮的第五天，由医务人员将硅橡胶药环用酒精消毒后放入阴道内，药环内的药物即可透过硅橡胶管壁持续低量、缓慢地释放（每日的释放量相当于 1 / 10 片 Ⅱ 号口服避孕片），经阴道黏膜吸收。硅橡胶药环不抑制排卵，主要是不利于精子进入卵细胞和孕卵在子宫内着床。药环放入阴道内不会脱落，无异物感或其他刺激症状，也无恶心等胃肠道反应。此药环放置后 1 ~ 1.5 年调换一次，能达到长期避孕的目的，摘取后仍能受孕。

（2）电子避孕器：美国新研究出一种新型避孕器，同目前各国所使用的避孕方法完全不同，它是利用电流将进入阴道的精子击伤，使之失去活性，而不能进入子宫颈内与卵子结合受孕。当将避孕器放置在子宫颈的前端时，所产生的电力会在子宫黏膜上形成一个微弱的"电场"。当精子进入阴道中游近此电场，便会受到电流冲击，从而达到避孕效果。

（3）事后避孕：香港研究人员根据人们的心理特点，研制成功一种事后避孕药，这种药是从中药"九里香"中提取的有效成分制成的。夫妇同房后女方服药，即可达到避孕目的。

（4）手表避孕：欧美一些国家在手表中装上电脑测体仪，它能准确地计算出妇女"安全期"和"受孕期"，还能提示妇女何时该服或停服避孕药。

（5）温热避孕：温热避孕看来是一种理想又简单的避孕法。用超声波将男性睾丸加温到 40 ~ 42℃，从而抑制精子生成或使精子量减少，无法与卵子结合。一旦停止温热避孕，睾丸功能便可恢复。对人体健康及性功能无害。

（6）注射避孕：美国制成一种人工合成激素注射剂，3 个月注射 1 次，就能达到避孕目的，据报道其有效率达 100%。目前世界上已有 80% 的国家推广使用。

（7）喷雾避孕：瑞典、巴西等国正在试用黄体代激素避孕剂。将此药物用喷雾器喷入女子或男子口腔内后，便可抑制妇女排卵或男子精子生成。

（8）嗅觉避孕：加拿大科学家采用含有亚基硝酸苯的物质制成一种避孕药膏，在同房前，让男人闻一闻，即可避孕。

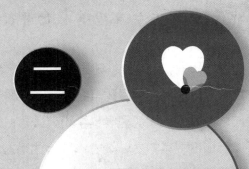

二

孕前保健
宜与忌

017 结婚与生育宜选择的年龄

生理学研究表明，女性的身高长到 19 岁左右停止。此时，骨盆逐渐宽大，臀部增宽，为以后顺利孕育和分娩创造良好的条件。而女性的骨骼钙化通常要到 23 岁左右才能完成。现代医学科学研究认为，妇女于 24 - 34 岁之间分娩的孩子，体格发育最好，其中尤以 24 - 29 岁生育为最优。过早婚育对母婴双方的健康皆不利，往往易发生胎位不正、胎儿发育不良、分娩时产妇子宫收缩乏力、产程延长，并且容易诱发妊高征、早产、难产等。

当然，生育也不是年龄越迟越好。医学科学研究认为，不应过于晚育，因为 35 岁以后生育的高龄妇女，其臀位产与手术产和婴儿唐氏综合征（先天愚型）的发生率均较高。加之这类孕妇骨盆和韧带功能退化，软产道组织弹性较小，子宫收缩力相应减弱，常导致产程延缓而引起难产，造成胎儿产伤、窒息。另外，由于高龄孕妇的卵细胞易发生畸变，胎儿畸形与遗传病发生率高。

018 "选种剪枝"宜优生

假如房前屋后有块空地，栽棵葡萄是件很惬意的事。种葡萄首先是选种苗。种苗选好之后，把一株一尺多长的葡萄插进小院，当年便可长到一丈多高，等两年就可收获一大盆绿亮绿亮的葡萄。可到了第 4 年、第 5 年，葡萄主藤盘曲如虬龙爪，旁枝如网一般撒开。葡萄虽多，颗粒却小，吃起来也不那么爽口。有经验的人都知道，这是没有剪枝的缘故。有些人认为好好的活藤剪掉可惜，岂不知，去掉一些藤枝，是为了让另一些长得更好，来年结出更多更大的果实。

　　情同此理。要提高人口素质，就要优生。为了优生，就要有选择地剪除那些不健康的枝叶。《婚姻法》规定：对精神分裂症和痴呆病人的婚姻要进行劝阻，直系血亲和三代以内旁系血亲禁止结婚。这只能预防一部分遗传病。现代医学发现的遗传性疾病有 3500 多种，且大多难以治疗，主要靠预防。所以当今优生学还有一个内容，就是通过对遗传病的普查，分析遗传性疾病的家族中的传递方式和提供产前咨询，对有显著发病机会的婚姻、生育对象进行劝阻，有明显疾病的胎儿可做人工流产。这种遗传咨询与产前诊断相结合再配合必要的人工流产，是预防遗传性疾病的最好方法，医学上称之为"新优生学"。

　　有关资料统计表明，我国现在每年出生异常婴儿约 38 万。在 3 亿以上儿童当中，因遗传因素造成智力低下的为 3%，占全国总人口数的 1%，高达 1000 万以上，几乎等于上海市人口的 50%，劣等痴呆儿四五百万，唐氏综合征（先天愚型）白痴有 200 万，并且大部分在农村。在农村广泛推行"新优生学"，让 8 亿农民都懂得优生是国家兴旺发达的一件大事。

019　宜了解怀孕的原理

　　女子进入发育成熟期后，每个月经周期中排卵一次。成熟的卵细胞由卵巢排出后进入输卵管。男子进入发育成熟期后，睾丸能产生成熟的精子，精子随精液在射精时排出体外。精液为睾丸所产生的精子、分泌物和生殖管道腺体（附睾、前列腺、精囊、尿道附属腺体等）的分泌物合并而成。一次射精量为 3～5 毫升，每次射精排出 1.2 亿～3 亿个精子。性交时，精液射入阴道后穹，大部分精子在酸性阴道液内不久即死亡，仅有小部分在阴道内继续向上游走，有 1%～5% 的精子到达子宫腔，其中有数千精子能到达输卵管。精子在输卵管的壶腹部如能与卵子相遇，只有一个精子进入卵子与卵细胞结合，这个过程称为受精。受精的卵子称受精卵。受精卵受输卵管壁纤毛的活动及管壁肌肉收缩，逐渐向子宫方向移动。在受精后 4～5 天到达子宫腔。受精卵在输卵管的移行中开始分裂，发育成囊胚，在到达子宫腔后，囊胚表面分泌一种能溶解子宫内膜的蛋白酶，侵蚀子宫内膜。子宫内膜表层细胞很快分解，形成缺口，促使囊胚侵入子宫内膜致密层。以后，子宫内膜表面的缺口迅速修复，把整个受精卵埋在子宫内膜中。这个过程称为着床。此后受精卵便逐渐发育，从胚膜长大成为胎儿。

020 宜懂得受孕必须具备的条件

1. 必须有成熟的卵子和精子，并在一定时间相遇

成熟卵子的寿命较短，卵子受精能力一般认为不超过 24 小时，而精子在女子阴道内的寿命也只有 8 小时。因此必须在女方排卵前后，有男子的精子进入体内，否则即使有健康的精子和成熟的卵子，没有相遇的机会，也不可能受孕。

2. 子宫颈黏液的黏稠度必须适合精子的通过

子宫颈腺体分泌的黏液，受性激素水平影响而变化。在排卵前，子宫黏液的量增加而稀薄，利于精子通过。在排卵后期，子宫颈黏液量则少而稠，堵塞宫颈口，不利于精子通过。

3. 输送卵子和精子的通道必须通畅

阴道、宫颈、子宫、输卵管、输精管必须通畅，如果通道中有阻塞，或者输卵管管壁蠕动及纤毛活动异常，就会使精子和卵子无法相遇，或者会影响受精卵的正常迁移。

4. 子宫内膜必须发育良好

正常的子宫内膜在卵巢排卵的前后，受女性激素的影响，会发生一系列的变化，有利于受精卵的着床和生长发育。如果子宫有病变或者宫腔内生长肿瘤或其他因素，使子宫腔内环境改变，即使有受精卵

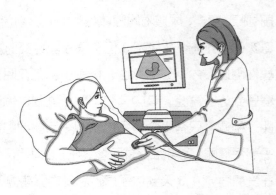

形成，也将因不能着床而被排出体外。

021 宜注意了解下列怀孕征兆

1. 可能怀孕的征兆

征　兆	出现时机	其他可能原因
子宫与子宫颈变得柔软	受孕后2～8周	
子宫与腹部膨胀	8～12周	肿瘤、肌瘤
间歇性无痛收缩	怀孕初期，并逐渐频繁	肠收缩
胎动	16～22周初次察觉	胀气、肠收缩

2. 疑似怀孕的征兆

征　兆	出现时机	其他可能原因
停经（月经停止）	通常是整个妊娠期	旅行、疲劳、压力、害怕怀孕，内分泌问题，生病，过度增重或减重，停止服用避孕药，哺乳
晨间不适（也可为一天中的任何时候）	受孕后2～8周	食物中毒、紧张、感染各种疾病
尿频	通常在受孕后6～8周	尿道感染，利尿药、紧张
乳房刺痛、触痛，肿胀	受孕后几天	避孕药、月经来潮前
阴道与子宫颈组织颜色改变	怀孕最初3个月	月经来潮前
乳头附近乳晕发黑、乳头附近有小乳腺突出	怀孕最初3个月	内分泌不平衡或以前的妊娠影响
乳房皮下出现蓝色与粉红色纹路，后来连下腹也会出现	怀孕最初3个月	内分泌不平衡或以前的妊娠影响
对食物的好恶改变	怀孕最初3个月	食欲缺乏，幻想或月经来潮
肚脐到耻骨部位皮肤出现黑色线条纹	怀孕4～5个月	内分泌不平衡或以前的妊娠影响

3. 确定怀孕的征兆

征　兆	出现时机	其他可能原因
透过超声波可以看到胎儿	受孕后4～5周	没有
胎心音	10～20周（视检查器材而定）	没有
整个下腹部察觉胎动	16周以后	没有

022 宜注意有害职业因素对月经的影响

很早就有职业活动对月经影响的报道。如过早参加重体力劳动可使月经初潮延迟；长期接触铅的妇女可出现月经异常；汞作业女工月经周期出现变化，表现为月经稀少或闭经；经常接触二硫化碳可出现月经不调等。

近年来，我国对不同部门妇女的月经情况进行了大量的调查，发现长期接触较高浓度的有害物质，或精神高度紧张，可影响月经。目前已知可影响女性月经的工业化学物质已有 70 余种，比如，铅、汞、砷、苯、甲苯、二硫化碳、汽油、三氯乙烯、苯乙烯、己内酰胺、三硝基甲苯、烟碱等。繁重的体力劳动、强烈的噪声也可导致月经不调。尤其值得注意的是，月经异常往往是慢性职业中毒的早期征兆。如月经过多往往是苯中毒的早期表现，而其他症状尚未出现。而且，月经异常往往发生在接触未超过允许浓度的低剂量工业毒物时。可见，月经改变往往是比较敏感的指征，应引起高度重视。

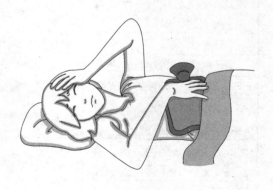

不同职业因素所引起的月经异常表现不同，如接触苯、二硫化碳易出现月经周期缩短，经量增多；而接触高浓度铅、汞及接受放射线照射，可出现月经过少；从事重体力劳动时，痛经较多见；接触噪声可引起月经周期异常。有些职业因素可影响卵巢功能，导致更年期提前、更年期综合征发病率增高。如有的妇女在绝经前后出现工作能力明显下降,对紧张工作不能适应,出现情绪不稳,易激动,头痛、头晕、心动过速等症状,甚至有早发绝经,即未满40岁绝经的情况。导致绝经年龄提前的有害职业因素有二硫化碳、苯、甲苯、丙酮、甲醇、丁醇等。

023 受孕前宜选择的食谱

中医学认为,肾主生殖,肾虚即不能优生,尤其是平素身体虚弱的人,要在孕前多食下列美味佳肴,可以强健身体,补肾填精,以利于怀孕,常用的食谱如下。

1. 全肚煨团鱼

原料:团鱼肉250克,猪肚1个,生姜适量,盐少许。

制作:将团鱼肉、猪肚分别整治洗净。团鱼肉切成小块,生姜洗净拍破。把团鱼肉块装入猪肚中,肚口用线扎紧,置于砂锅中,用水淹过猪肚为度,入生姜。先用旺火烧开,然后改文火慢慢炖至肉熟烂,加少许盐。吃肉喝汤,分数次吃完,连吃7次为1个疗程。

2. 良姜炖鸡

原料:公鸡1只,良姜、草果各6克,陈皮、胡椒各3克,葱、酱油、盐各适量。

制作:公鸡宰杀后整治洗净,切块,入锅,加上述作料及中药,加水适量。用小火煨炖,熟烂即可。吃肉喝汤,佐餐适量食之。

3. 大枣糯米粥

原料:糯米、大枣各适量。

制作:两者洗净,加水适量煮成粥。每日2次,宜长期服用。

4. 莲子粥

原料:莲子50克,粳米(或糯米)100克,冰糖适量。

制作:莲子用开水泡涨,除去皮、心,入锅内,加冷水小火煮半小时,至熟而不烂时盛起。米淘洗干净入锅内,加冷水适量,旺火烧开10分钟后,倒入莲肉及汤,改用小火煮约半小时,加入冰糖调化即可。趁温热适量食之,可作早、晚餐主食。

功效：莲子粥在清代曹庭栋《粥谱》中被列为"上品三十六粥之首"，备受推崇。本方有健脾胃、补虚损之功效。

5. 羊肉粥

原料：羊肉、小米各 100 克，生姜、盐各适量。

制作：羊肉切片，小米洗净，加水煮粥，加少许姜、盐，煮烂备用。温热适量服用，每日早、晚服。

6. 蒸香鸭

原料：老鸭 1 只，丁香 9 克，沉香 5 克，黄酒、葱、姜、酱油、白糖、味精各适量。

制作：鸭宰杀后去毛及内脏，洗净晾干，用酒、酱油、姜片、葱段腌 1 小时。将丁香、沉香加少许盐用小火烧香后连同剩余调料一起放入鸭膛内，将鸭上笼蒸 2 小时即成。佐餐适量食之。

7. 凉拌芹菜

原料：净芹菜 200 克，海带、黑木耳各 50 克，酱油 10 毫升，盐、白糖各少许。

制作：芹菜去根、叶，洗净切成段。海带、木耳用水发涨后择洗干净，海带切成丝，木耳用手撕成小块。上三物分别放入沸水中焯一下，捞出沥干，共放碗中，加酱油、盐、糖拌匀后即可。佐餐适量食之。

8. 芸豆卷

原料：芸豆 500 克，大枣 250 克，红糖 150 克，糖桂花适量。

制作：芸豆用清水泡涨，入锅煮烂，凉后包在洁布里搓揉成泥。大枣洗净，煮烂去核，趁热加红糖、糖桂花，拌压成泥。将芸豆泥摊在案板上，用菜刀平抹成长片，上面摊抹一层枣泥，纵向卷起，垂直方向切成回形卷块即可。温热适量食之。

9. 莲子鸡蛋

原料：鸡蛋 2 个，莲子 150 克，冰糖适量。

制作:鸡蛋煮熟去壳。莲子用热水浸过,去皮、心,放在锅内加水煮熟,加入鸡蛋、冰糖,再煮 10 分钟即可。温热空腹食鸡蛋、莲子,喝汤,每日 1 剂,可连续服用一段时间。

10. 荔枝干粥

原料:荔枝干 15 克,山药、莲子各 10 克,粳米 30 克。

制作:山药去皮洗净,捣烂。莲子沸水浸泡后去皮、心。粳米淘洗净。先将荔枝干、山药、莲子同放入砂锅内,加水煮至熟烂,再下粳米,同煮成粥。温热空腹食之,每日 1 剂,连服 3 天。

11. 理脾糕

原料:百合、莲肉、山药、薏苡仁、芡实、白蒺藜末各 60 克,粳米粉 500 克,糯米粉 250 克,砂糖 250 克。

制作:以上各物拌匀,加水适量,做糕,上笼蒸熟,取出晒干,瓷罐收贮。每日常食,每次适量。

12. 凉拌萝卜菠菜

原料:菠菜、白萝卜各 100 克,麻油、食盐、味精各适量。

制作:菠菜洗净,切断,入沸水中烫 5 分钟,捞出,拨散待凉。白萝卜洗净,切成细丝,与菠菜同入大碗内,加麻油及少许食盐、味精,调拌均匀即可。佐餐适量食之,每日 2 次,连服 2 ~ 5 天。

13. 五仁粥

原料:黑芝麻、松子仁、核桃仁、桃仁、杏仁各 10 克,粳米 200 克,白糖适量。

制作:五仁分别择洗干净。桃仁去皮、尖,炒熟。将五仁混合碾碎,放锅中,并入粳米,加水适量,煮成稀粥,加白糖调化即可。温热空腹食之,每日早、晚各 1 次。

14. 香菇面汤

原料:挂面 500 克,香菇 50 克,姜丝、葱各 3 克,黄酒 3 毫升,盐 1.5 克,味精 0.5 克,酱油 10 毫升,香油 6 毫升。

制作：先把姜、葱等调味品混匀分装于 4 只碗内，再将浸发之香菇去蒂洗净，切成小片，放入沸水中煮数分钟，捞出分别放入 4 个碗中，然后烧沸水，下面煮熟，捞入碗内即可。温热食之，主食每日 1 ~ 2 次，每次 1 ~ 2 碗。

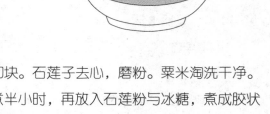

15. 山药粟莲粥

原料：淮山药 60 克，粟米 90 克，石莲子 50 克，冰糖 30 克。

制作：将淮山药刨去细丝，洗净切块。石莲子去心，磨粉。粟米淘洗干净。锅内放入适量水，将粟米、淮山药共煮半小时，再放入石莲粉与冰糖，煮成胶状稀粥即可。温热适量服食，代餐或主食。每日 2 次。

16. 山药瓤苹果

原料：新鲜苹果 4 个，糯米 60 克，太子参、淮山药各 25 克，瓜条、蜜樱桃各 150 克，冰糖 100 克，薏苡仁 20 克，花粉 15 克。

制作：苹果去皮，从蒂部揭盖挖去核。太子参、花粉、山药择洗干净，烘干研成细末，薏苡仁、糯米蒸熟。樱桃、瓜条切成细粒。除苹果外，以上各物共拌和均匀，镶入苹果中，上笼蒸至熟透，取出。将冰糖加水熬化，淋于苹果上即成。温热适量食之。

17. 软炸淮山兔肉

原料：湿淀粉、淮山药各 50 克，兔肉 250 克，酱油、绍兴酒各 10 毫升，鸡蛋 5 个，食盐 2 克，白糖 3 克，猪油 500 克，味精适量。

制作：淮山药切片，烘干，打成粉。兔肉洗净，去筋膜，切成 2 厘米大小的方块。加酒、白糖、食盐、酱油、味精等拌匀，加蛋清搅拌，加入淮山药粉和淀粉调成糊状，倒入兔肉混匀。炒锅置火上烧热，放入猪油烧至八成热时，将兔肉逐块放在油锅内略炸，捞出。第一次炸完后，再同时将兔肉放入油锅内反复翻炸，待成色金黄浮面时，捞出即成。温热适量食之。

18. 炸香鹌鹑

原料：鹌鹑 6 只，芝麻 25 克，蛋清 2 个，精盐 2 克，白糖 6 克，香油、料酒各 20 毫升，花椒粉 0.5 克，酱油 10 毫升，葱、姜、淀粉各 10 克，熟猪油 100 克（实耗 75 克）。

制作：把鹌鹑除去内脏、头、脚洗净，每只剁成 4 块，用葱、姜、白糖、酱油、料酒、精盐拌匀，腌渍约 20 分钟，使其入味。将蛋清、淀粉调成糊状，把腌好的鹌鹑块取出，放在蛋糊内浆一浆，再加入少许猪油拌匀。把芝麻下锅炒香取出，撒在每块浆好的鹌鹑肉上。烧热锅放入猪油，待油温达六七成热时，放入鹌鹑炸（五六分钟）至金黄色时，倒入漏勺。用原锅放入香油、花椒粉、炸好的鹌鹑块，翻两下取出装盘即可。温热适量食之。

19. 芹菜炒香菇

原料：芹菜 400 克，水发香菇 50 克、植物油 50 毫升，精盐 6 克，味精、淀粉、醋各适量。

制作：芹菜择去叶、根洗净，剖开切成约 2 厘米的长节，香菇切片，将醋、味精、淀粉混合装在碗里，加入水约 50 毫升，对芡汁待用。锅置旺火上烧热后，倒入油 50 毫升，待油冒青烟时，即可下芹菜，煸炒 2 ~ 3 分钟后，投入香菇片迅速炒匀，淋入芡汁速炒起锅即成。佐餐适量食之。

20. 生煸枸杞叶

原料：枸杞叶 200 克，冬笋、水发香菇各 40 克，白糖 5 克，食盐、味精各适量，花生油 75 毫升。

制作：将枸杞叶洗干净，冬笋、香菇洗净后切成丝。炒锅置旺火上，下花生油烧热，待油七成热时，把笋丝、香菇丝放入锅内，略炒后将枸杞叶倒入，翻炒几下，加入食盐、白糖、味精，略翻炒几下，起锅即成。佐餐适量食之。

21. 鱼片烧羊肉

原料：鲈鱼片、生羊肉各 200 克，冬笋、香菇各 40 克，调味酒、生淀粉、生姜各 10 克，小茴香 4 克，芹菜（切成小段）、川椒粉、精盐、川椒酱各 5 克。

制作：将羊肉切片，冬笋切成薄片，香菇切成条块。先炒冬笋至半熟起锅，放 30 毫升油，烧至九成热，将鱼片粘上生淀粉，放入锅翻炒 3 分钟，起锅，放入生羊肉翻炒 3 分钟，后放入鱼片、冬笋、香菇、调味酒、芹菜、茴香、生姜、川椒粉，再炒 5 分钟，放入川椒酱翻炒 1 ~ 2 分钟（防止烧焦），即可起锅食用。温热适量食之。

22. 冬笋里脊丝

原料：猪里脊 250 克，冬笋 130 克，青椒、鸡蛋清各 25 克，猪油 1000 克（实用 100 克），料酒 15 毫升，精盐 15 克，味精 2 克，细干淀粉、水淀粉各 10 克，白汤 150 毫升。

制作：猪里脊与冬笋切成细丝，与青椒同煸炒后，加鸡蛋清、料酒、精盐及白汤共煮，用淀粉勾芡，即可食用。温热适量食之。

23. 栗子肉排煲

原料：鲜栗子肉 250 克，肉排 500 克，青蒜 3 条，姜 10 克，花生油、老抽、味精、白糖、盐各适量（6 人 1 次用量）。

制作：栗子肉隔水蒸熟，肉排切段，用盐、老抽、白糖腌制片刻。先放青蒜、姜，再放肉排爆锅，倒入老抽、味精、白糖、盐同炒，再倒入 1 碗清水，加入已蒸熟的栗子，盖上锅盖，煮 30 分钟，即可食用。温热适量食之。

24. 茴香猪腰

原料：猪腰 1 个，小茴香 6 克，卤汁适量。

制作：将小茴香炒脆，打成细末。猪腰撕去皮膜，用尖刀从侧面切一条长约 4 厘米的口子，掏出臊筋，再向里扩展成三角形，然后塞入茴香末，并用麻绳将开口处缠紧。将锅置火上，倒入卤汁调好味，放入猪腰煮沸后约 30 分钟，起锅取出，解开绳子剖成 2 瓣，装盘即成。温热适量食之。

25. 韭菜炒鲜虾

原料：韭菜、鲜虾仁各 100 克，油、盐各适量。

制作：韭菜洗净，切段备用。鲜虾仁放在锅内用油煎炸熟，去掉多余食油，将韭菜放入锅内，炒熟后加盐调味，即可食用（若用于阳痿者，可在炒虾时，加放少许白酒）。温热适量食之。

26. 核桃鸡丁

原料：鸡脯肉 350 克，核桃仁 15 克，枸杞子 8 克，鸡汤 100 毫升，化猪油 150 毫升，鸡蛋 2 个，香油 5 毫升，精盐 5 克，料酒 25 毫升，胡椒粉 2 克，湿豆粉 35 克，生姜、葱各 10 克，白糖 7 克。

制作：将核桃仁用开水泡涨，剥去皮；枸杞子用温水洗净；生姜洗净切小片，葱切葱花；鸡蛋去黄留清；鸡肉洗净，切成一厘米大小的方丁。鸡丁装碗中，用精盐（一半）、蛋清、湿豆粉拌匀浆好；另碗中放入味精、白糖、胡椒粉、鸡汤、湿豆粉兑成汁。净锅置火上，放入猪油，待七成热时，下核桃仁炸至微黄，及时捞起待用。把浆好的鸡丁倒入锅中，快速滑透，翻炒几下，下姜、葱，倒入芡汁快速翻炒，随即入核桃仁、枸杞子炒匀，淋入香油，装盘。佐餐适量食之。

功效：补肺，益肾，明目。适用于肺肾两虚之神疲乏力，面色无华，无病者常食，可抗衰益寿。

27. 健乐饮

原料：灵芝、香菇、白糖各适量。

制作：前二味分别进行热水浸提，取得有效成分的浓缩液。把浓缩液与糖共煮，制成晶体。开水冲服，每日 2 ～ 3 次。

功效：健脑利血，提高免疫力，防老抗衰。适用于神经衰弱、失眠、血小板减少、肝炎等，常服可防止衰老，延年益寿。

28. 延龄不老酒

原料：生羊肾 1 枚，沙苑子、蒺藜、仙茅、桂圆肉、淫羊藿、薏苡仁各 120 克，酒 2000 毫升。

制作：仙茅用米泔浸一宿，再与诸药和酒同装于大口瓶内，密封 40 天即可开启饮用。每次饮 2 杯，每日 1 ～ 2 次。

功效：填精补髓，乌须黑发，壮腰健肾，补气养血，种子延龄。

29. 代参膏

原料：龙眼肉30克，白糖少许。

制作：将龙眼肉放于碗内，加白糖后，一同煮至稠膏状。分3～4次，沸水冲服。

功效：大补气血，适用于衰羸老弱等症。

30. 何首乌煮鸡蛋

原料：何首乌100克，鸡蛋2个，葱、姜、食盐、料酒、熟猪油、清水、味精各适量。

制作：何首乌洗净，切成10厘米长、2厘米宽的块；鸡蛋洗净，与何首乌同放入锅内，加葱、姜、食盐、料酒、熟猪油、清水，武火烧沸后，转用文火煮至蛋熟，取出剥去壳，再放回锅内，煮2分钟，调入味精。吃蛋喝汤。每日1次。

功效：补肝肾，益精血，抗衰老。适用于血虚体弱，头晕眼花，须发早白，未老先衰。

31. 炒鸡茸银耳

原料：银耳75克，鸡脯肉、蛋清各100克，牛奶50毫升，黄瓜、胡萝卜、花生油各50克，淀粉25克，香油25毫升，白糖10克，料酒10毫升，味精、姜、葱各5克。

制作：将鸡脯肉剁成茸入碗，加入蛋清、牛奶、淀粉搅匀。银耳用温水泡发，去蒂洗净，用鸡汤煨烂入味后捞出。黄瓜、胡萝卜切片，将花生油烧至六成热时，加入调好的鸡茸液，待浮起后捞出，用开水焯洗去浮油，并倒出余油。将香油烧热，加入葱、姜末煸炒，再加入鸡茸、银耳、黄瓜片、胡萝卜片、鸡汤、调料煮沸后稍煨片刻，放芡汁，淋入明油，盛盘。佐餐适量食之。

功效：补益五脏，适用于脾胃虚弱，肺阴不足之症，尤适宜老年人，有健身益寿、抗衰老之功。

024 孕前宜加强月经期保健

月经是女子周期性子宫出血的生理现象，通常1个月来潮1次，因其每月按期而至，故而得名。月经虽是生理现象，但由于月经期身体抵抗力有所下降，如不注意，会引起疾病，故要注意月经期保健。

1. 月经期的饮食营养

月经期间，经血溢泄，多有乳房胀痛，小腹坠胀，纳少便溏等肝强脾弱现象，应摄取清淡而富有营养的食品，忌食酸辣、辛热、香燥之品。因为酸辣、辛热、香燥之品，每助阳耗阴，致血分蕴热，迫血妄行，令月经过多。过食生冷，则经脉凝涩，血行受阻，致使经行不畅、痛经、闭经。也不宜过量饮酒，以免刺激胞宫，扰动气血，影响经血的正常溢行。

中医学认为，妇女月经的生理主要关系到肾、肝、脾三脏，故在日常饮食养生上，宜以补肾益精、养肝疏肝、补脾益气为原则。

（1）补肾益精：这是由于肾中精气的充盛、天癸的产生是月经初潮及初潮以后月经正常的先决条件，故补肾益精对于女子青春期月经初潮、月经的正常及孕育具有重要作用。具有这方面作用的食物主要有：海参、麻雀肉、冬虫夏草、乌骨鸡、乌贼鱼、枸杞子、鱼鳔等。

（2）养肝疏肝：中医学认为由于肝藏血，主疏泄，故养肝疏肝对于维持妇女月经的正常具有重要作用。平素宜常食的食物有：陈皮、砂仁、玫瑰花、白梅花、茉莉花、麦芽、薄荷、阿胶、驴肉、黑芝麻、黑木耳、猪肝等。

（3）补脾益气：由于脾主运化、为气血生化之源，又主统血，故补脾益气对于保证月经的正常同样具有重要作用。平素宜常食用的食物有山药、大枣、莲子、牛肉、鸡肉、粳米等。

月经期的饮食营养除上述注意事项外，还要注意荤素搭配，防止缺铁，一般妇女平均每次月经失血为30～100毫升，每毫升血含铁0.5毫克，也就是说每次月经要损失铁15～50毫克。铁是人体必需的微量元素之一，它不仅参与血红蛋白（血色素）及很多重要酶的合成，而且对免疫、智力、衰老、能量代谢等都发挥重要作用，因此，月经期进补含铁丰富而又利于吸收的食品，就显得十分重要。科学研究表明：鱼类、各种动物肝、瘦肉等动物类食物含铁丰富，生物活性较大，容易被人体吸收利用；而像大豆、菠菜等植物中的铁，则不易被肠胃吸收。所以，食物最好是荤素搭配，适当多吃些动物类食品，以满足妇女月经期对铁的特殊需求。

值得一提的是，各种动物血，不仅富含铁质，而且还含有优质动物蛋白，是味美价廉的月经期保健食品，值得推广。

此外，妇女月经期间常感到特别疲劳，消化功能减弱，胃口欠佳，为保持营养需要，饮食以新鲜食物为宜，新鲜食物不仅味道鲜美，还易于吸收，且营养素破坏较少，也少污染。

2. 注意清洁卫生

经期必须保持阴部清洁，最好每次换月经垫时，都用温开水洗一次。洗时切忌坐入盆中，以防脏水进入阴道；在行经时洗澡也不可盆浴，只能淋浴或擦澡。

3. 调和情志

在经前和经期都应保持心情舒畅，避免七情过度。

4. 活动适量

经期以溢泻经血为主，需要气血调畅。适当活动，有利于经行畅利，减少腹痛，但不宜过劳，要避免过度紧张疲劳、剧烈运动及重体力劳动。若劳倦过度则耗气动血，可致月经过多，经期延长、崩漏等症。

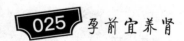

025 孕前宜养肾

1. 常做养肾操

（1）屈肘上举：端坐，两腿自然分开，双手屈肘侧举，手指伸直向上，与两耳平。然后，双手上举，以两胁部感觉有所牵动为度，随即复原，可连做 10 次。

（2）抛空：端坐，左臂自然屈肘，置于腿上，右臂屈肘，手掌向上，做抛物动作 3 ~ 5 次，然后，右臂放于腿上，左手做抛空动作，与右手动作相同，每日可做 5 遍。

（3）荡腿：端坐，两腿自然下垂，先慢慢左右转动身体 3 次，然后两足悬空，前后摆动十余次。此动作可活动腰、膝，有益肾强腰功效。

（4）摩腰：端坐、宽衣，半腰带松开，双手相搓，以略觉发热为度；再将双手置于腰间，上下搓摩腰部，直至腰部感觉发热为止。搓摩腰部，实际上是对腰部命门穴、肾俞、气海俞、大肠俞等穴的自我按摩，而这些穴位大多与肾脏有关。待搓至发热之时，可起到疏通经络、引气活血、温肾壮阳的作用。

（5）弯腰：直立，双脚并拢，两手交叉上举过头，然后弯腰，双手触地，继而下蹲，双手抱膝，心中默念"吹"字音，可连续做十余次。常做可固肾气。

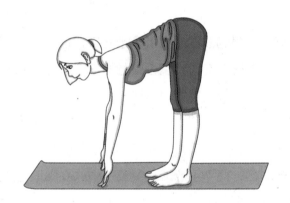

2. 食补肾气

中医学认为，核桃、桑椹、芝麻、木耳、桂圆、香菇、黄豆，都可保养肾气，平时宜多食用。尤其老年人，除应吃些养肾气食物外，还应在医生指导下常服养肾气的中成药，如六味地黄丸、金匮肾气丸、人参固本丸等。

026 孕前宜服强身健体的中药

1. 枸杞子

枸杞子自古以来就为滋补强壮的食品和药物。中医学临床证明，枸杞子有滋肾益精、养肝明目、润肺祛燥及强筋骨之效，久服可以延缓衰老、延年益寿。所以滋补食物和药物常取枸杞子相配伍，以提高其药效。如加龙眼、玉竹、鹌鹑制成强心益智汤，可强心益智、调补肝肾、滋养强壮；加熟地黄、山药、茯苓等制成左归饮，可治肾水干枯、身体虚弱、饮食不佳、大便干燥。加熟地黄、菟丝子、杜仲等制成的归肾丸，可治肝肾虚弱、精衰血少、腰酸腿痛、虚劳咳嗽、阳痿遗精等症。

2. 熟地黄

此物为玄参科植物地黄的根茎经加工蒸晒而成，是抗衰老良药。功能滋肾、补血、延年。此药历来被视为中医抗衰老延寿的重要植物药。精是人体生命活动的物质基础，衰老是精亏所致，熟地黄填精滋阴，故可祛病延年。可用于多种老年病的预防和治疗，如冠心病、动脉硬化症、糖尿病、脑血管病、肝硬化、肾功能不全等。将熟地黄、天冬研为末，炼蜜为丸，久服白发变黑，齿落更生，延年益寿。凡老年男子多阴虚，宜用熟地黄。每服 10～30 克，可入丸、汤、膏剂，并可浸酒。但本品滋腻，凡脾胃虚弱，腹胀便溏及痰多、气滞者慎用。

3. 黄精

本品味甘，性平，具有补脾润肺、补肾益精、强筋骨、乌须发、抗衰老之功效。现代药理研究证明，黄精能增强心肌收缩力，增加冠状动脉流量，改善心肌营养，防止动脉粥样硬化及脂肪肝的浸润，并能提高机体免疫力，有促进造血功能、降低血糖等作用。现代用于冠心病、动脉硬化、糖尿病、肺结核及病后体弱等病症的预防和康复保健。使用时，每服 9～15 克。

4. 甘草

《神农本草经》载："久服轻身延年。"经现代研究证明，甘草具有肾上腺皮质激素样功能，可协调物质代谢，能增强机体对恶劣环境的适应能力，并具有抗溃疡、抗炎、抗肿瘤、镇咳、镇痛、降血脂、解毒等功效，因此能够防治多种老年性疾病，从而起到延年益寿的作用。每服 2 ~ 10 克，但胸腹胀满者忌用。

5. 茯苓

此药被《神农本草经》列为上品，谓其"久服安魂养神，不饥延年"。其药性缓和，既可扶助正气，又可祛除外来邪气，常服可治疗老年性浮肿、肥胖症等病，并能增强人体免疫功能，以及预防癌肿，从而起到延寿作用。本品除药用外，还可制成多种食品服用，如茯苓饼、茯苓糕、茯苓粥、茯苓粉、茯苓包子、茯苓酒等，对身体虚弱之人十分相宜。每次可服 9 ~ 15 克，能入汤、丸、膏、散、酒剂，并可煮粥。但茯苓对于中气虚而下陷者忌用。

6. 莲子

莲子的寿命很长，可达千年之久。清代《本草备要》就提到它"落田野中者，百年不坏，人得食之，发黑不老"。莲子被《神农本草经》列为上品，历代许多本草著作均记述莲子可延年益寿。常服本品，可补肾、健脾、养心，起到抗衰老的作用。如《寿世保元》的阳春白雪糕，以本品配白茯苓、淮山药、糯米、陈仓米、白砂糖等，蒸熟做成糕，每日食用，最益老人。又如《太平圣惠方》载莲子粉粥，每次取莲子粉 15 ~ 20 克，粳米或糯米 100 克煮粥，早晚食用，可以治疗年老体弱、慢性泄泻、多梦失眠、夜间多尿等，令人强健。莲子食用时须开水泡过，剥掉外皮，去掉莲子（绿色的胚芽），每服 9 ~ 18 克，入汤、丸、散、粥剂，但脘腹胀满及大便干燥者忌服。

7. 山药

山药是一种很好的廉价补品，它内含黏液质、淀粉酶、胆碱、蛋白质、脂肪、维生素、糖类和矿物质等多种成分，其中的淀粉酶又称消化酶，能分解成蛋白质和糖类，故有滋补之效。山药性味甘平，不寒不燥，《食用本草学》说它："可以煮食，或做饭菜，或做点心，都很甘美"，可谓色、香、味三绝的补益佳品。历代医家曾盛赞它为"理虚之要药"，"滋补药中的无上之品"，并提倡"多服常服"。凡属年老体弱之人，经常吃些山药，对于身体是大有裨益的。山药每服 10 ～ 30 克，入煎、丸、散剂，煮山药时，最好不用铜器和铁器，大便秘结者不宜用。

8. 桑椹

桑椹是桑树的成熟果穗，味甘，性寒，能滋阴、补血、安神、益寿，常服久服桑椹，能预防和治疗动脉硬化、高血压等老年病，调节免疫功能，延缓衰老。如桑椹与何首乌、女贞子等配伍，为首乌延寿丹，治疗老年体衰、腰酸膝软、须发早白，具有延寿作用。此外，《备急千金要方》以黑熟桑椹水浸日晒，搽抹外用，可使黑发再生。《食鉴本草》载桑椹酒补五脏、明耳目。每服 15 ～ 30 克，鲜者可用 60 克，但脾虚便溏者不宜服用。

9. 麦冬

《神农本草经》视为上品，称之久服轻身不老不饥。古来即被推为复脉通心之剂。《备急千金要方》生脉散，以麦冬、人参、五味子成方，有益心气生血脉之效，可用于治疗冠心病、心绞痛及各种休克。《图经本草》以新麦冬捣绞和白蜜于银器中煮汤，搅动，待如饴糖状，温酒化服，认为有补中益心、悦颜色、安神益气，延年益寿之效。现代实验证明，麦冬能改善人的心脏功能，对胰岛细胞和血管中枢功能有改善作用，有强心、强壮之效，并能消炎、镇咳、祛痰、平喘、利尿，对常见的冠心病、心绞痛、肺结核、慢性支气管炎等有预防和治疗作用。每服 10 ～ 30 克，但脾胃有寒泄泻及痰饮者不宜用。

10. 阿胶

阿胶为马科动物驴之皮去毛后熬制的胶块，味甘、性平，能滋阴润燥、补血止血、安胎。若与马兜铃、贝母、麦冬等配伍同用，可用于咳嗽痰少，咽干口燥、舌苔少质红等阴虚肺燥咳嗽；若与白芍、黄连等药配伍同用，可用于心烦、手足心热、舌苔少质红等阴虚之失眠患者；若与黄芪、当归、首乌等药同用，可用于血虚所致的眩晕、心悸、月经少色淡、面色萎黄等症；又因本品有促进血液凝固作用，故善于止血，对于肺结核的咯血、血小板减少性紫癜的出血及功能性子宫出血等虚性出血者，有较好的疗效。本品在使用时不宜与其他药一起煎，宜烊化后兑服或其他中药快煎好时放在上面再用慢火熬化，以便更好发挥药效。每次服用 3 ～ 6 克，但本品性滋腻，对于脾胃虚弱而出现呕吐、食欲缺乏、消化不良者忌用。

11. 紫河车

紫河车为健康人的胎盘，既能益气补血，又能补肾延寿。《日用本草》说："紫河车治男女一切虚损劳极，安心养血、益气补精。"现代研究已经证实，紫河车有免疫作用，能增强抵抗力，兼有抗过敏作用。现代临床已将其不同的剂型用于治疗肺结核、神经衰弱、支气管哮喘，老年慢性气管炎、再生障碍性贫血、年老体弱、慢性肝炎及感冒、流感的预防，取得较好的疗效。本品每服 1.5 ～ 3 克，可入丸、散、片剂，若与人参、麦冬、熟地黄、龟甲配伍，久服能使耳聪目明，须发乌黑，起到抗老延寿的作用。但内有实热及外感风寒表邪者忌服。

12. 当归

当归之名，有如唐诗"胡麻好种无人种，正是归时又不归"之意相似。因为当归调血，为妇科之要药，有妇女思夫之意，故名当归。现代研究认为，当归有提高全身代谢的效能，可保护肝组织，调节心率和血压，改善动脉粥样硬化斑块的病理过程，调整中枢神经的抑制与兴奋的平衡，且有镇静、镇痛、消炎之作用，可用于冠心病、心绞痛、心肌梗死、心律失常、高脂血症、动脉硬化症、脑血栓形成等老年常见病，起到延年益寿的作用。每服 3 ～ 15 克，可入汤、丸、散剂，又可浸酒、熬膏。但脾湿中满及大便溏泄者慎用。

027 预防胎儿脊柱裂和无脑畸形宜采取的措施

脊柱裂和无脑畸形是很严重且发生率较高的出生缺陷，是一种人体中枢神经系统的发育障碍。中枢神经系统的发育在胚胎发育的第 1 个月就开始了，在胚胎发育第 2 周时，背侧形成了神经板。神经板两侧凸起，中间凹陷，两侧的突起部分逐渐在顶部连接闭合，并在胚胎发育的第 3 ～ 4 周形成神经管。神经管的最前端约在胚胎发育的第 24 天闭合，然后经过反复分化和分裂，最终形成大脑。神经管的尾端后神经孔的闭合发生于胚胎发育的第 27 天，最终分化、发育成脊椎的腰骶部。如果神经管的闭合在胚胎发育的早期被阻断，则可造成覆盖中枢神经系统的骨质或皮肤的缺损。神经管及其覆盖物在闭合过程中出现的异常称为神经管闭合不全。神经管闭合不全最多发生在神经管的两端，但也可能发生在中间的任何部位。若发生在前端，则头颅裂开，脑组织被破坏，形成无脑畸形。若发生在尾端，则脊柱出现裂口，脊髓可完全暴露在外，也可能膨出在一个囊内，称为脊柱裂。

　　大部分脊柱裂和无脑畸形都是可以预防的。大量研究表明，妇女在怀孕早期体内缺乏叶酸是引起脊柱裂和无脑畸形的主要原因。英国和匈牙利曾对计划怀孕的妇女采取服用富含叶酸的维生素增补剂的措施，然后观察她们所生孩子中发生脊柱裂和无脑畸形的情况，结果表明，如果妇女在孕前 1 个月到孕后 3 个月内每天服用 1 粒叶酸增补剂，则可以减少大约 70% 的脊柱裂和无脑畸形的发生。北京医科大学中国妇婴保健中心的研究结果表明，如果育龄妇女每天服用 0.4 毫克叶酸增补剂，2 周后，体内血清叶酸水平可显著升高，4 周后，红细胞内的叶酸也可达到较高水平，这时，体内叶酸的贮存量已经充足。总之，补充叶酸是预防脊柱裂和无脑畸形的有效方法，因此建议育龄妇女每天应摄入 0.4 毫克的叶酸。

028 宜了解什么是出生缺陷

　　出生缺陷是指胎儿在母亲子宫内就发生的发育异常和身体某些部位的缺陷，包括以下几种。

1. 体表形态异常

婴儿生后身体表面肉眼可见的异常，如无脑畸形、唇裂和四肢畸形等。

2. 内脏形态异常

在手术中或尸体解剖时发现的异常，如先天性心脏病、先天性消化道闭锁等。

3. 细胞或细胞内异常

即生后体表形态无明显异常，数月后逐渐出现特殊面容、智力低下等，经特殊检查，可发现细胞、染色体、蛋白质分子发育异常，如先天性白血病、先天愚型（唐氏综合征）、苯丙酮尿症等。

有些出生缺陷是轻微的，对身体影响不大；有些则很严重，可以导致死亡或造成终身残疾。常见的出生缺陷只影响身体的某一部分，称为单发性缺陷；如累及身体多处，则称为综合征。

029 宜掌握好受孕时机

一般来说，妊娠时间宜选择夏末秋初，此时气候适宜，新鲜蔬菜多，水果也丰富，有利于母体及胎儿的营养。分娩期在来年的春末夏初，气候及饮食条件均较佳，有利于母体产后机体的恢复及婴儿的喂养发育，同时也避免了严寒及酷暑季节。

中医学认为，性交时间与受孕有很大关系，《妙一斋医学正印种子编》说："交合有时。""夫天地生物，必有氤氲之时，万物化生，必有乐育之候。"这里的所谓"乐育之候"，即指排卵期，在女子排卵期，往往阴道分泌物突增，性感增强，这是排卵的征兆，卵子离开卵巢后，寿命一般是 1～2 天。精子在阴道酸性环境中至多能生存 8 小时，而进入子宫之后，则可生存 2～3 天，所以每个月经周期内仅在排卵前后 2 天内性交，才能有受孕的可能。如果性交过少，则易失去受孕机会。同时性交过稀还能因精子在男性生殖道内积存过久，使活动能力衰退而影响受孕机会。一般认为，精子成熟后存活 28 天左右，故性交过少者死精数目往往增多，影响受孕。反之，性交过频，也可使精子数量减少或精子发育不全而影响生育。中医学亦认为，不节制性欲，甚至纵欲无度，精气妄泄，就会导致肾虚，造成疾病。肾虚之人，精气不足，精子的生成不但数量少，而且质量差，活动能力弱。中医学称之为"薄精"。薄精之人，多不孕育，即使孕育，其子也禀赋脆弱、先天不足。女子多欲同样耗泄阴气、阴血受损，后果也是一样的。

唐桐园指出："求子交合……自己情思清和，精神闲裕，不待择而天时之正，避日月电光之下。"此是关于受孕的时间、环境、情绪状态的论述，其中心意思是应该创造一个良好的受孕环境。天气、地点、双方情绪等，都应该是安适、协调的。

此外，还要避免一些不利因素对受孕的影响，"酒后不入室"，是有一定道理的。乙醇（酒精）对生殖细胞的不良作用，使受精卵质量下降，这种孩子体力、智力低下，有"星期天婴儿"之称。对于这一点，中医学在古代就已有认识，中医学认为酒性剽悍酷烈，能助湿热，而湿热又是造成人体脏腑气血功能失调的一种危害甚大的病理因素，湿热能损伤肾精，遗毒给胎儿，导致不孕或先天畸形。

又因受孕必须以脏腑功能正常为前提，故情志与孕育有十分密切的关系。凡夫妇双方精神过度紧张或盼子心切，过度焦虑或所欲不得，脑力劳动过度等，皆可引起不孕。这种不育症，有的书中称之为"精神性不孕症"。因为人的精神状态的好坏可直接影响精子的产生和排卵功能，而且精神因素还往往会影响性感。这种情况在男子最为明显。

最后再指出一点，即蜜月旅行受孕不利优生，虽然旅行结婚是一件愉快而有意义的事，但是，从优生学角度看，如果新娘在旅途中受孕则不利于优生。原因是旅游途中生活无规律，食宿无保证，身体疲惫困倦、新婚后较频的性生活，因受客观条件限制不易保持性器官的卫生清洁，易使新娘患尿道炎、膀胱炎甚至女性生殖器官的感染。如果新郎、新娘吸烟、饮酒，可直接或间接地使发育中的精子和卵子受到不同程度的损害，致使胎儿畸形，或造成流产、早产及死胎。所以，蜜月旅行时应采取有效的避孕措施。待婚后2～3个月，双方生活已安定，体力已恢复，情绪已稳定，性生活有规律又协调之佳时受孕为好。若旅途中发现新娘怀孕，应及时返回家中，以免出现不良后果。

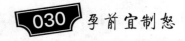
030 孕前宜制怒

"怒"为七情之一，也是重要的致病原因。《黄帝内经》里说："怒则气逆，甚则呕血及飧泄矣"。怒为肝之志，怒动于肝，则气逆而上；气逼血升，血随气出，故甚则呕血。肝木肆横，乘袭脾土，以症见飧泄。《三国演义》中有诸葛亮"三气周瑜"的故事。周瑜，身为东吴的大都督，雄姿英发，统帅几十万大军，驰骋疆场，为何能被诸葛亮气死呢？原来周瑜刚愎自用，"讨荆州"惨败于巴蜀，大怒之下，口吐鲜血而亡。临死之前，还对天长叹："既生瑜，何生亮！"英国著名生理学家亨特，天生脾气急躁，他生前常说："我的命运早晚断送在一个惹我真正动怒的坏蛋手上。"结果，在一次医学会议上，"坏蛋"出现了，他盛怒之下，心脏病猝发，当场身死。

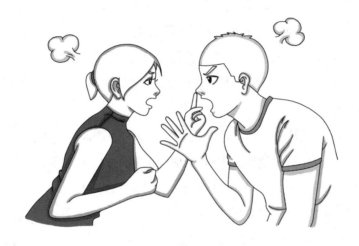

　　由上可知，怒对人体健康的影响是很不利的，林则徐把"制怒"作为自己的座右铭，就很有道理。当人发怒时，会出现心跳过速，特别是有心脏病的人，有可能由于严重心律失常，诱发心肌梗死而猝死。公元 1 世纪时，古罗马国王纳瓦，在一次御前会议上，因有人大胆顶撞冒犯他，不禁大发怒火，拍案而起，瞬息倒地身亡。可见，暴怒，往往会使人断送生命。意大利一家周刊对一个居民区里 2年内死亡者的调查表明，爱发怒者的死亡率比有愉快情绪的人要高出 6 倍。美国医学博士汤姆斯，对高血压、心脏病患者的情绪进行统计分析，易怒者的发病率为 77.3%，而处事谨慎、情绪稳定者的发病率为 25%。国内外的学者都认为，如果一个人的情绪易于激动，经常大发雷霆，整天在坏的情绪下过日子，极易患"寿命缩短病"。因此，要想"尽终天年，度百岁乃去"，就必须"制怒"。那么，怎样制怒呢？

1. 保肝制怒

中医学认为，"人有五脏化五气，以生喜怒悲忧恐"，就是说，人之七情生于五脏，具体地讲，心主喜，肝主怒，肾主惊恐，脾主思，肺主悲忧。所以，要制怒，必须保证肝的功能正常。正如《灵枢·本神篇》所说："肝气实则怒，肝气虚则悲。"怒是发脾气的表现。肝主怒，肝气旺盛的人，一旦遇到不合己意的事，就往往气愤不平。怒则气上，怒气暴发。肝藏血，因发怒而损伤肝血，致阴血亏损不能濡肝而肝失所养，则肝火愈旺，更易动怒。而肝血益伤，此所谓"怒伤肝"。这就说明，经常发怒的人，往往是肝的功能失常的表现。若是肝气郁结所引起的，当舒肝解郁；若是肝火上炎引起的，当清泻肝火；若是肝阳上亢所引起，当滋阴潜阳。

2. 以情制情

以情制情就是指医者以言行、事物为手段，激起病者某种情态变化，以达到控制其病态情绪，促进身心康复的一类方法。中医学认为，情态之病，必以情治。具体到"怒"，《黄帝内经》提出"悲胜怒"，就是以悲哀之情来治疗"怒"。在中医康复学中所做悲疗，其机制是肺主悲，金克木，故悲哀之情能抑制怒。此外，《素问·举痛论》还提出"悲则气消"，即悲哀能使气郁消散，而发怒常常是肝气郁结的表现，所谓"气有余便是火"。

3. 加强修养

防怒于未然，经常博览群书，加强自身修养，可使人心胸坦荡，提高洞察力和理解事物的能力，能够正确处理将要发生的令人发怒的事。歌德在年轻时，因受失恋之苦的折磨，几次想自杀，把匕首放在枕头底下睡觉。但他后来终于抑制了这种轻率的行为，把已经破灭的爱情作为素材，写出一部震撼欧洲的名著《少年维特之烦恼》。

4. 豁达乐观

经常心情愉快。怒的产生虽然是多种原因所引起，但遇到挫折或被人恶意地攻击时最容易发生。此外，在心境不好的时候，也容易被激怒。而经常保持心情愉快，宽容大度，就能正确对待上述情况。《素问·举痛论》指出："喜则气和志达、荣卫通利"。荣卫通利，即人体营气、正气能正常运行，营气为血中之气，行于脉中，卫气行于脉外，二者的正常运行，是心情愉快的结果。中医学认为，"气血不和，百病乃变化而生"，而怒为百病之一，这就足以说明培养革命乐观主义的重要性。

5. 遇事冷静

怒，按其强度不同，可以分为愠怒、愤怒、大怒和暴怒几种。但不管怎样的怒，常常是不能冷静思考的结果。一个人活在世界上，总会遇到不如意的事，但暴跳如雷就能解决问题吗？恰恰相反，不但解决不了问题，反而会招致更坏的后果。因此，遇事一定要冷静，才能积极思考，想出对策，圆满解决问题。

6. 及时宣泄

这是说，如心有不平之事，可及时向领导汇报，向知心朋友倾诉，甚至痛痛快快地哭一场，千万不要闷在心里，以致气郁成疾。

7. 欣赏音乐

当神情兴奋、愤怒、狂躁之时，要听听节律低沉、凄切悲凉之曲。

031 孕前要重视家庭环境的污染

人们的生存离不开良好的环境，一般人每天除了工作之外，大约有 2 / 3 的时间是在家中度过的，因此，如何保持美好的家庭环境，防止家庭环境污染，就成为一个极其重要的问题。

1. 注意厨房污染

厨房是住宅中不可缺少的一部分，但厨房又是家里的主要污染源。有些农村的居室没有烟囱，一烧火，浓烟滚滚，四处飘"香"，经常使人呛咳不已，两目流泪。对眼睛和呼吸道都有损害。有的住宅没有排水沟，夏季一到，污水不能畅流，招来蚊子、苍蝇，污染了生活环境。因此，农村的居室必须设置好排烟排水的设施，厨房最好建在北面。

城镇居民来自厨房的污染也是不容忽视的。做饭使用煤球炉、煤气炉、液化石油气灶、电炉等，都能造成空气污染。其中煤焦油里含的苯并芘是强烈的致癌物质。另外，某些食用油在高温煎炒时产生的油烟雾对人体是有害的毒性物质。

试验发现，菜籽油、豆油、精炼菜油等在 270 ～ 280℃时产生的油雾凝聚物，可导致细胞染色体的损伤。而加热不到 240℃时其损害作用较弱。调查研究又发现，人们在燃煤厨房停留 1 小时所接触的污染物，相当于在室外 5 ～ 10 小时的接触量。使用燃煤灶的居民，呼吸系统的疾病和肺癌的患病率也较高。如何减少厨房里的空气污染呢？首先要保

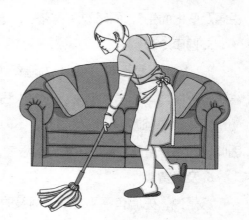

证厨房的通风设备好，同时也可采取一些简易适用的具体措施，如在厨房灶上安装吸风罩，做饭时先打开窗户，关好居室的门，点煤气或液化石油气灶时，应先划火柴，后打开开关放气；煎炒时不要油温太高，不要在厨房里看书或就餐；用完煤气后，把厨房内的总开关关好，经常检查是否有漏气的地方等。

2. 不可忽视人体自身污染

在居室内的各种污染物中，人体自身也是一个较大的污染源。原因是：一年四季人体每天都在出汗，据国外专家用气相色谱仪测定，人体从汗液中蒸发的物质有 151 种，包括尿素、尿酸及盐分等。此外，室内尘埃中 90% 的成分竟是人体皮肤脱落的细粒。一个成人身体的表面积为 1.42 ～ 1.84 平方米，由于新陈代谢，每小时约有 60 万粒皮肤屑脱落。总计每年要掉下约 0.68 千克。另外，皮肤腺体的分泌物，以及每隔 50 ～ 150 天更新脱落的毳毛等物，与汗液和从呼吸道中排出的化学物质及人体肠道排气等相混聚，这便构成了人们意料不到的室内污染。

怎样消除自身带来的污染呢？第一，起床后先别急于叠被，让水分、气体散发、

逸出，被子最好每星期晒 1 次；第二，要把家中阳光最充足、空气最流通的房间作为卧室，方向以朝南或西南最好。

3. 家庭现代化带来的污染

当人们的家庭添置各种装潢材料和大量的家用电器之后，某些污染便会接踵而来，它们散发出许多有毒物质，长时间生活于这样的环境里，必然危害身心健康。

塑料地板、化纤地毯、塑料发泡壁纸、房顶上洁白的仿石膏塑料发泡吊顶、新式沙发和组合式的家具等装潢材料里含有黏合剂之类易挥发物质，致使室内空气浑浊，对人呼吸道有很大刺激，并危及皮肤、神经系统和降低免疫力。如果再加上吸烟、烧菜等油烟物，对人体健康的损害则更加严重。另外，现代化家庭中还得重视受电磁波的污染：厨房里的电磁灶、微波炉、电冰箱、洗衣机；卧室里的彩电、录像机、音响、电褥子、吸尘器等。使用时电磁波会弥漫于整个空间，虽然这种电子烟雾看不见、摸不着，可是人体若长期受它的干扰，就会使记忆力衰退、关节疼痛、视力下降。所以，家用电器尽管给人们带来了乐趣和方便，但并非多多益善，应适可而止，使用也得适度。

032 孕前性病患者康复宜采取的方法

性病的种类有别，表现不一，但亦有其共同之处。

在外生殖器官区域常出现以下症状和体征：①外生殖器官、肛门周围的红肿，皮疹和（或）疱疹、溃疡、瘙痒、疼痛；②女子阴道、男子尿道的异常分泌物；③尿痛或烧灼感；④腹股沟（大腿根）淋巴结肿大。

在头部及身体其他部位则可能出现：①口（有时在鼻）部红肿、疱疹、溃疡；②眼部感染；③头发斑状脱失；④皮疹；⑤皮肤皱褶区域（如乳房下）红肿；⑥腋窝淋巴结肿大；⑦手、手指红肿、疹、溃疡。

若感染已扩散到生殖器官以外则可能有以下表现：①恶心；②腰背痛；③腹痛；④性交痛；⑤发热等。

所以，我们不仅要避免不正当、不正常、不卫生的性行为，也要养成良好的清洁卫生习惯。潮湿、温暖、污秽的环境是性病病原体易于生长的"土壤"，女子白带过多、男子包皮过长等应予以处理。

一旦怀疑自己得了性病，就要立即去找医生，并要坦诚相告性生活的历史，这对诊治是有益的。

033 宜了解外阴瘙痒对怀孕的影响

引起外阴瘙痒的原因很多，最常见的是由慢性宫颈炎、宫颈息肉、盆腔肿瘤、阴道炎引起的，尤其是滴虫性阴道炎、真菌性阴道炎所排出的大量有刺激性分泌物，白带增多，气味难闻，外阴瘙痒。滴虫、真菌消耗阴道细胞内糖原，改变了阴道的酸碱度影响精子运行。有些细菌还会使精子凝集在一起。

由外阴瘙痒引起的不孕症并不多见，因精子在阴道内存留时间短，通常在射精后 1 ~ 3 分钟内已有精子穿过宫颈黏液，不一定影响受孕。但是宫颈黏液的性能发生改变，阴道分泌物太多时也会影响精子运行使射入精液稀释，显然不利于精卵结合而影响怀孕。

034 影响妊娠的危险因素

1. 使用电脑对优生的影响

时下，电脑已是非常普及的现代化办公设备。然而，它在给人们带来诸多好处的同时，也危害着人类的优生。日本"电脑劳动与健康调查委员会"最近对 250 名在从事电脑操作工作期间怀孕或生育的女性进行了一项调查，发现这些女性中有 18 人患妊娠高血压综合征，35 人流产，还有 67 人出现了早产和死胎等异常症状。研究者解释说，电脑的录像显示装置使用的都是高压静电，从荧光屏中释放的正离子会使操作者身体的代谢活动发生一系列的变化，降低了他们对疾病的抵抗力。长时间处于缺少负离子环境中的孕妇，会感到头痛、胸闷、沮丧和食欲降低，还可能发生早产或流产，甚至造成胎儿畸形或死亡。

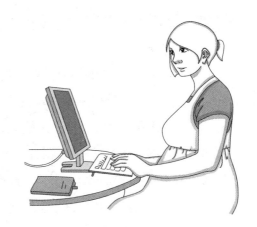

因此，为了防止或减少电脑对人体健康的危害，长期从事电脑操作的人员尤其是孕妇，必须穿戴能防电磁波的防护服，同时，要保持工作室的空气流通，可安装空气负氧离子发生器。在工作中，操作人员最好每隔 1 小时休息 15 分钟。此外，还要注意在饮食上多补充蛋白质、高维生素和磷脂类食物，以增强机体的抗辐射能力。处于准孕期和孕早期的妇女最好暂时离开电脑操作岗位，以免影响胎儿的正常发育。

2. 使用化妆品的禁忌

美容化妆已成为现代妇女的一种时尚，但已怀孕的妇女在使用化妆品时应特别注意，以下几种化妆品应禁止使用。

（1）染发剂：根据国外医学专家调查，染发剂不仅有可能导致皮肤癌，而且也可能引起乳腺癌和胎儿畸形。因此，怀孕以后和月经不调的妇女，不宜使用染发剂。

（2）冷烫精：根据法国医学专家多年研究，怀孕妇女和分娩后半年以内的妇女，不但头发非常脆弱，而且极易脱落。如再用化学冷烫精烫发，更会加剧其头发脱落。另外，用化学冷烫精冷烫头发，还会影响孕妇体内胎儿的正常生长和发育。

（3）口红：口红是由各种油脂、蜡质、颜料和香料等组成的。其中油脂通常采用羊毛脂。羊毛脂既能吸附空气中各种对人体有害的重金属微量元素，又能吸附进入胎儿体内的大肠埃希菌等微生物，同时还有一定的渗透作用。因此，孕妇涂抹口红以后，空气中一些有害物质就容易吸附在嘴唇上，并在说话和吃东西时随着唾液侵入人的肌体内，从而使生长在孕妇体内的胎儿受害。所以，为了下一代的健康，孕妇最好不涂口红，特别是不要长期涂抹口红。

3. 慎用洗涤剂

日本学者曾经对孕卵发育障碍与环境因素的影响进行动物试验：用含有 2% 乙醇硫酸（AS）或直链烷基苯磺酸盐（LAS）涂抹已孕的小白鼠背部，每日 2 次，连涂 3 天，在妊娠第 3 天取出孕卵检查，发现多数孕卵在输卵管内极度变形或死亡。而未涂过 AS 或 LAS 剂的孕鼠，其孕卵已全部进入子宫且发育正常。由此揭示，含有 AS 或 LAS 之类的化学物质，可通过哺乳类动物的皮肤吸收到达输卵管。当孕妇体内此成分达到一定浓度时，可使刚刚受精的卵细胞变形，最后导致孕卵死亡。

据有关部门测定，目前市场上销售的洗涤剂之类物质中含 AS 或 LAS 的浓度为 20% 左右，是用于小白鼠实验的 2% 浓度的 10 倍。因此，人们必须对引起不孕的凶手——洗涤剂之类化学物质有足够的认识，对夫妻双方都查不出明显不孕症病因的人，女方应在月经周期的后半期尽量少用或不用此类物质，以免受精卵遭破坏引起不孕。

4. 预防病毒感染

流感是普通的疾病，一般人患病几天便痊愈，无甚危险。但是，如果是孕妇，就该特别小心。

早在 20 世纪 40 年代，澳大利亚就有人发现感染风疹病毒的孕妇，生下的孩子有畸形。60 年代中期，美国发生风疹大流行，结果 3 万个新生儿身体有残缺。以后又有关于感染巨细胞病毒、疱疹病毒孕妇导致胎儿发生畸形的报道。现在，世界各国医学家一致认为妇女怀孕期间感染病毒可造成下一代的畸形改变。在这些病毒中，也包括引起流感病毒。因此说，孕妇一定要谨防流感。

5. 谨防高热

某地分娩一个特别罕见的畸形婴儿：两下肢连在一起，两个大趾在其尖端的两侧，形似鱼尾，故称人鱼。经专家鉴定，一致认为是人鱼畸形儿，全长 31.5 厘米，重 1.01 千克，生后 10 分钟死亡。

鱼形儿是一种先天性畸形，是受精卵在发育过程中胚胎局部生长发育受到抑制所致。这位产妇不是近亲结婚，家族中也没有遗传性疾病，又没有长期接触过某些毒物，经再三追问才得知，妊娠早期曾高热四五天，服用药物治疗。鱼形儿致残原因虽然尚不能肯定，但也不能排除高热这一因素。

胎儿在母体子宫内发育，尽管有子宫保护，但也不是安全无恙，常常受到来自外界的干扰，其中孕妇因感染而高热，可直接危害胎儿正常发育。科学家指出，高热是导致胎儿先天性畸形的原因之一。

过去认为流感使先天性畸形发生率升高，是流感病毒和治疗药物所造成的。然而调查证实，体内被流感病毒感染而无发热等症状的孕妇生下的婴儿畸形发病率并不高。因此认为，畸形儿是由母亲感冒时高热造成的，而且高热越长，早期对胎儿危害也越大；高热持续时间越长、重复次数越多，畸形率越高。因此，孕妇一旦体温升高。应立即就诊，解除高热，治疗原发病，以免殃及胎儿。

6. 注意衣原体的感染

"衣原体"对多数读者来讲是陌生的，但一提沙眼这个病名，你可能就不生疏了。要知道，引起沙眼的病原体就是衣原体的一种，即沙眼衣原体。衣原体是一种介于一般细菌和病毒大小之间的微生物，其直径为 700 ～ 1000 纳米。

这种病原体对外界环境的抵抗力不强，一般消毒剂对它有效。有趣的是，沙眼衣原体除能引起沙眼这种眼部疾病之外，还可通过性接触传播而引起泌尿生殖系的感染，因此这些感染也属于性传播疾病。

妊娠妇女或围生期妇女，如患有衣原体引起的泌尿生殖系感染，特别是子宫颈炎，那么可以导致胎儿或新生儿先天性或围生期的衣原体感染，还可以造成以下情况的发生：早产、围产儿死亡、婴儿猝死综合征、支气管肺发育不良、局灶性肺充气过度综合征、中耳炎、结膜炎、肺炎等。其中结膜炎和肺炎最为常见，分别约占患有衣原体感染母亲所生婴儿的 25% 和 10%。早产本身就可使婴儿抵抗力降低而易发生其他疾病，加之衣原体感染造成的支气管肺发育不良及局灶性肺充气过度综合征等病，可使婴儿日后发生慢性支气管炎和肺疾病，以致造成较为严重的后果。

患衣原体感染后怎样治疗呢？无论是妊娠妇女还是新生儿，一旦被做出衣原体感染的明确诊断，即应开始进行积极的治疗。对衣原体感染有若干特效治疗药，常用的有红霉素、四环素、阿莫西林等。其中四环素对胚胎和婴儿有毒性作用，因此不能用于孕妇或婴儿。用药量应遵医嘱，疗程不应少于 7 天。

　　预防衣原体感染应做到：①妇女在妊娠期或妊娠前如被证实有衣原体感染，应及时进行特效治疗，以免感染胚胎或新生儿。②妊娠妇女的丈夫或性伴侣有衣原体引起的尿道炎等感染，应进行彻底治疗。③避免性乱行为。④保证外阴部的清洁卫生对防止衣原体感染亦十分重要。

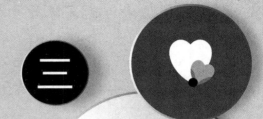

三

不孕不育者
宜采取的保健
治疗措施

035 不孕不育者首先宜做的事

不育（孕）是指育龄夫妇婚后共同生活 2 年以上，未采取任何避孕措施而未曾怀孕。我国各地统计差异较大，一般认为在 2.5% ~ 10%，而在发达国家的不育（孕）比例明显高于我国。

凡在婚后 2 年内尚未怀孕的夫妇首先要到条件较好的医院进行夫妇双方的检查，切不可乱投医。有的患者仍存在着传统的偏见思想，认为只要不孕就是女方的事，而又不经过详细检查就盲目治疗，钱花了不少，治疗很长时间而无效，实际很可能是男方患病。有资料表明，男方原因导致不育者占不育总数的 1 / 3 多，并且有逐年增加的趋势。检查就是要查清不育（孕）的原因和病变的程度，这样才能够有的放矢，对症下药。在检查中，即使是一方检查出病症，另一方也要做相应的检查，除非一方患的是绝对不育症。再就是检查之后看是否能够医治，也就是说有无医治的必要。

现代医学对不育（孕）症尚有许多原因未查清楚或无法查清，有些即便是查清了，尚无治疗之策或没有好的办法。如无精子症分有生精能力和无生精能力两种，对那些睾丸组织无生精能力的患者就不必要再治疗了。总之，患者要相信科学的现实性。

长期的精神抑郁也是引起不育的原因之一。许多不育症患者在漫长的求医过程中，精神上承受着巨大压力，经济上也蒙受了损失，东奔西跑浪费了大量时间。街坊的闲言碎语，传统的封建思想，家人的不理解都给不育症患者压上了沉重的精神负担。精神上长期受到压抑，会加重不育（孕）的程度，给治疗增加难度，甚至于正常的性生活也大不如以前。所以，除对不育夫妇正确医治之外，作为家人、邻居，不要对他们另眼相看，而要给予安慰和帮助，这样才能使他们早日康复。

036 两入房事宜怀孕

　　不育夫妇在寻求医生帮助之前，不妨先试行"两次房事助孕法"：在一次性生活之后间歇 30 ~ 60 分钟，再进行第 2 次性生活。这有助于提高低精子数患者的精子浓度，从而有希望增加妻子的受孕机会。这一结论是美国生殖内分泌学家通过研究得出的。

　　传统理论认为，第二次射精精子数肯定比第一次少，这对生育功能正常者来说是如此，但在男性不育症患者中，近 1 / 3 是因输精管功能失常，其第 1 次射精只能射出少量精子，需短时间内通过第 2 次性兴奋来排出余下的较多精子，故两次房事对他们来说能提高妻子的受孕率。

037 忌不注意男子前列腺病所致不育

　　据国内各地的统计数字，在不孕的夫妻中，由于男方原因造成不孕的占 40% ~ 45%。通过检查发现，这些男性当中约有 30% 的人患有各种前列腺疾病。也就是说，女方不孕的祸根也会在男方的前列腺。为什么前列腺有病会造成生育上的障碍呢？

　　前列腺是男性生殖系统的副性腺。它所分泌的前列腺液构成精液中的精浆部分，具有保护、增强精子活动能力及润滑尿道的作用。前列腺有了病变，其分泌功能就会降低，精浆减少，以至每次排出的精液少于 2 毫升，这会影响进入子宫的精子数量。

　　此外，前列腺功能异常，还会使精液的酸碱度下降，精子成活率下降，精液液化时间延长，所有这些都会直接影响受孕。所以，不孕的夫妇不能只查女方，而应把一半的注意力放到男方身上，前列腺当属首要"怀疑对象"。

　　影响生育的前列腺疾病以慢性前列腺炎和前列腺增生最为常见。一般患者自觉腰膝酸软、疼痛或不适，阴囊和小腹部有时抽痛。有些人可能还有勃起差、不射精等症状。通过肛门指诊可查到前列腺肿大、触痛。前列腺液镜检可见有较多的白细胞，此时若再结合精液的 pH、精液量、精子活动度及精液的液化时间就可以确诊了。

　　前列腺炎、前列腺增生是可以治愈的，多数人都能重新获得生育能力。只是应该在专科医生的指导下服药，并注意锻炼身体，少吸烟、饮酒，少吃辛辣食物，综合治疗，才能收到事半功倍的效果。另外，在临床上我们发现，有些男子在婚前体检时就有前列腺疾病，这多半是手淫所致。对于这部分病人戒除手淫是保护前列腺、防止婚后不孕的必要措施。

038 子宫后倾不孕宜采取的保健治疗措施

　　为增加怀孕机会，子宫后倾的女性可以试试以下四个助孕"方法"：①房事后在臀下垫一个枕头，将臀部抬高 20 分钟左右，防止精液沿阴道外流，并帮助精子游到子宫腔里去；②为使阴道后穹储存精液多一些，做爱姿势取男上女下位，女方两腿微屈最好；③为能助孕，女方性满足亦是很重要的一环，女性达到性高潮时，阴道、子宫收缩，能形成一个负压吸力，易将精子吸入子宫腔内；④经常做"膝胸卧式"操，有助于纠正子宫后倾位置，每日可做 2 次，每次 15 分钟。

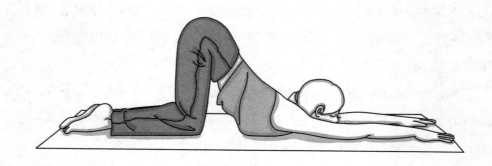

039 新婚用药不当所致的不育症

因为用药不当而诱发不育比较多见，特别是新婚夫妇用药，因用药不当引起的不育更为多见，现将常用而容易导致不育的药物介绍如下，以引起新婚夫妇们重视。

1. 西咪替丁

本品为用于治疗十二指肠溃疡和上消化道出血的药物。如果长期大量服用，可以引起精子减少而造成不育症。

2. 环磷酰胺

本品为抗癌药物，常用于治疗多发性骨髓瘤和其他癌肿。当成人每日总量达到 6 ~ 10 克时，就可以引起精子数量显著缺少，甚至完全没有。而且还可以使用该药的妇女闭经或月经不调。

3. 柳氮磺吡啶

本品为用于治疗溃疡性结肠炎的药物，可导致精液缺乏、精子数量减少、精子活力降低等不良反应，从而引起不育。

4. 复方磺胺甲噁唑（复方新诺明）

本品为磺胺类药物，常用治疗尿道感染或呼吸道感染或扁桃体发炎等。使用该药可诱发精子数量减少。

5. 利血平

本品为抗高血压药物，用于治疗原发性高血压病。长期使用可以改变脑下部和垂体的功能而抑制精子的产生，使精子减少甚至无精子。其他一些高血压药，还可以引起性欲减退、阳痿和不射精等病症。

6. 巴比妥和非巴比妥类药物

此类药物常用于镇静催眠，如果长期使用或者滥用，可使女性月经失调、排卵障碍，使男性性欲减退、阳痿或性高潮反应丧失。

7. 氯丙嗪、吩噻嗪类抗精神病药物

此类药物对神经系统各个节段都有作用，具有内分泌活性，作用于下丘脑，

使血循环中的催乳素增加，并抑制促性腺激素的分泌，使睾酮和雌激素下降，引起男性阳痿、射精困难、睾丸萎缩等症；引起女性月经异常、闭经，甚至阻止排卵，从而造成不育。

8. 非那西汀、保泰松

此类药物为抗炎镇痛类药物，长期大量应用可引起睾丸萎缩、抑制精子形成、造成男性不育。

040 输卵管梗阻性不孕宜采取的治疗措施

输卵管阻塞一般是由于输卵管炎症引起的。输卵管炎症时的炎性渗出物，使输卵管腔粘连而阻塞不通，精子与卵子不能在输卵管结合，故不能受孕。服用疏通汤可使输卵管通畅而受孕。

疏通汤

组成：丹参30克，红花、桃仁、赤芍、川芎、香附、白芍、络石藤各10克，当归、连翘、路路通各12克，小茴香、炙甘草各6克，水蛭粉1.5克。

功效：活血化瘀，行气助孕。

方解：丹参、桃仁、红花、赤芍活血祛瘀，消炎止痛；当归活血补血；川芎活血行气；香附理气，更增活血祛瘀之力；白芍补血敛阴，缓急止痛；连翘清热解毒散结，促使炎症消散；小茴香入肝经理气止痛；络石藤通络活血，消肿止痛；炙甘草既能缓急止痛，又可清热解毒；水蛭粉破血逐瘀；路路通疏通经络。诸药合用共奏活血祛瘀、消炎止痛之效。

加减法：少腹痛重者加延胡索、生蒲黄各10克；有包块者加三棱、莪术各10克；腹胀者加木香、陈皮各10克。

凡是女性不孕症，不论是原发或是继发者，应首先为其做输卵管通液术，检查输卵管是否通畅，凡输卵管不通或通而不畅或输卵管虽通，但有少腹疼痛或妇科检查发现附件区增厚、压痛者，均可服用疏通汤治疗。

041　子宫发育不良所致不孕症宜采取的治疗措施

阴阳双补助孕方

组方：黄芪30克，熟地黄20克，人参、山茱萸、白芍、茺蔚子、紫河车、补骨脂各10克，当归、黄精、仙灵脾各15克，焦白术12克，鹿角胶、小茴香各6克。

功效：滋肾填精，养血通络。

方解：朱丹溪云："今妇人无子者多由血少不能摄精也。"故用黄芪、人参、焦白术健脾益气；当归、白芍养肝血；山茱萸、茺蔚子滋肾养肝；紫河车、熟地黄、鹿角胶养血填精；小茴香、补骨脂温肾填精；仙灵脾补肾壮阳。诸药合用，阴阳兼顾，冲任充盈，自得经调而受孕。

子宫颈发育不良（包括子宫发育欠佳或变位、幼稚子宫）临床多由脾虚血少、肝肾不足而引起。因气血生化之源来于脾胃而藏于肝，以滋养肾精，精血充盈，冲任协调方可受孕。尽管对上症应滋肾填精，养血通络治疗，但注意不要滥用滋补之品。

042　排卵障碍所致不孕症宜采取的治疗措施

排卵障碍性不孕是由于卵巢功能低下引起的不孕症。表现为基础体温呈单相，无排卵性月经，故不能受孕。服用促排卵汤治疗取得较好疗效。

促排卵汤

组成：紫石英30克，仙灵脾、当归、川牛膝各15克，川椒2克，菟丝子、枸杞子、白芍、赤芍、香附、牡丹皮、巴戟天各10克，川芎、肉桂各6克。

功效：温肾养肝，调经助孕。

方解：方中用紫石英为主药温补肝肾；仙灵脾、巴戟天补肾壮阳；川椒专入督脉而温肾补火；菟丝子补肝肾调阴阳；枸杞子补肾养肝而生精血；当归、白芍补血养阴调经脉；川芎、赤芍养血活血；肉桂补阳温中通经脉；香附理气；牡丹皮凉血活血消瘀，且制约温热药之燥性；川牛膝活血通经专功于下。诸药合用共奏温肾养肝、调经助孕之效。

方中的主药对促使排卵确有疗效。紫石英用于卵巢功能低下的妇女，经阴道细胞涂片检查卵巢功能，表现雌激素水平升高；用于无排卵性月经的妇女，可使原基础体温单相型变为双相型。动物实验及临床证实，此药确有兴奋卵巢功能、提高性欲的作用。仙灵脾也有明显的上述作用。温肾药加活血养血药可以促使排卵，已被很多学者所证明。

043 宜祛除嫉妒受孕

一些嫉妒心重的女人，由于不良心理的作用，对人往往好猜疑，怀有敌意，喜欢冷嘲热讽，脾气暴躁古怪。这样，年深日久就容易使生殖器官内分泌系统功能失调，影响卵细胞正常的发育和受精，从而导致不孕。据统计，有5%的女子不孕是由于悲愁、抑郁，焦虑或嫉妒等不良精神因素所造成。

中医学认为，妇人怀抱素恶，不易得子，乃肝气郁结所致。肝气不舒，必致肾充不实，上直脾上，造成腰腹力弱，任带气宽，胞胎门闭，终致不孕。

为预防"嫉妒性不孕症"，已婚女子应心胸开阔，保持良好的心理状态与愉快的情绪。嫉妒心重的女子则应努力克服自己的不良心理状态，必要时可在医生指导下服用疏肝解郁的中药，调整气机，以助受孕。

044 宜注意同房次数对精子的影响

研究表明，从精子生成到成熟总共需要90天左右的时间，这中间包括精子从睾丸到附睾的整个演变过程。精子在睾丸内生成后进入附睾，差不多有一半会在到达附睾尾之前就老化、分解而被吸收。平时的精子有 70% 贮存在附睾内，2% 在输精管内，其余在输精管的壶腹部。精囊腺虽说不像过去人们所误解的那样是精子的贮存库。但在性静止期也会有少量精液把精子带进精囊腺。禁欲时间越久，贮存在体内的精子也就越多，虽然附睾微环境有利于精子的成熟和存活，但精子也不能无限期地存活下去，它们会不断地衰老、丧失活力，保持适当的排精次数，附睾内衰老精子的解体和新精子的成熟之间会形成一个动态平衡，维持一定的储备。长期中止性生活时，精子将首先失去受精能力，然后失去运动力，最后在输精管内解体，致使衰老的精子比例增加，精液质量下降。如两地分居的夫妇重逢后最初几次排出的精液，老化的精子必然较多，这种老化的精子即使在夫妻同房后使卵子受精，也会因为染色体遗传物质的改变而影响胎儿中枢神经细胞的分化、发育，造成智力低下、畸形或导致流产。所以从增加受孕机会和受孕的质量来看，禁欲太久非但不利，而且还有可能影响后代的质量。

　　国外曾对射精频率与精液质量的关系做过详细的临床研究。志愿者每天手淫 1 次采集精液标本，共采集 21 天，试验前按一般常规在禁欲 3～5 天后采集精液标体，共 3 次，取其平均值作为自身对照。结果发现，在试验的最初 4 天内，精子密度、精液数量以及精子总数逐步减少到对照值的 70%、60% 和 50%。但当睾丸外精子储备排空后，则各项指标趋于稳定，并维持到第 21 天。看来，这 3 项指标在试验第 5～21 天时是相对稳定的。但是，当禁欲时间少于 12 小时的情况下，精子密度和精液数量减至对照值的一半，精子总数的下降更明显，只达对照值的 28%。结果表明，禁欲 24 小时就能使精子储备迅速恢复。对于生育力有问题的男子来说，有必要在计划受孕日前禁欲 3～5 天，届时再采取隔日同房 1 次的办法，可能比每日 1 次更能增加女方受孕的机会。也有的外国专家针对精子活力差的情况提出，每日同房 1 次可能有助于提高精子的活力。

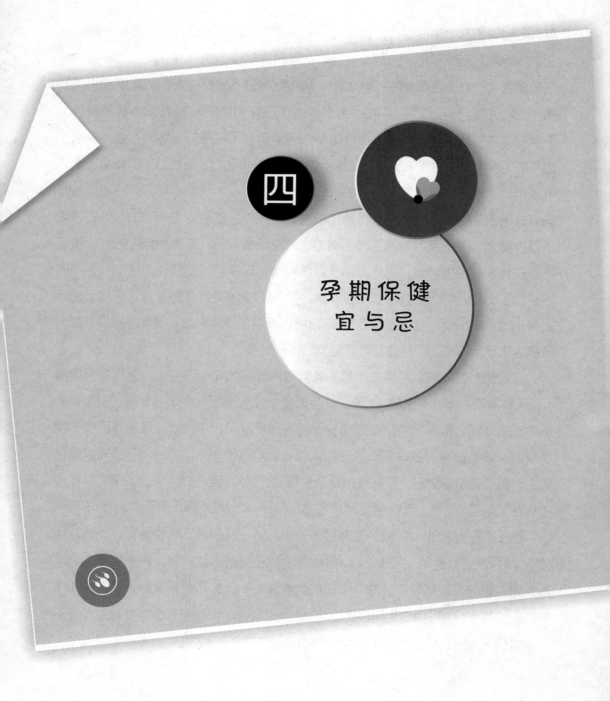

四

孕期保健
宜与忌

　　孕期保健好与坏，这是关系到能否优生最重要的一个环节。

　　首先，要孩子一定要有准备，不能稀里糊涂地怀孕，只有做好了精神上、物质上、身体上的各种准备，才能以最佳的身体状态受孕，这样的孩子生下来才是高智商、身体强壮的，尽管这个问题很普通，但在人们的心目中却并没有牢固地树立要优生必须做好孕前准备这一观念，孩子往往是稀里糊涂要的。

　　其次，要重视妊娠十月每个月的保健要点，孕期保健每个月都有重点，而非盲目保健。

　　其三，重视营养保健，详细制订每个月的食谱，使孕妇保健落到实处。

045 宜早日确诊是否怀孕

　　早孕即指妊娠早期。人的妊娠期限是 40 周，按每个月 28 天计，共 280 天，可分三个阶段。

- 妊娠早期：12 周（3 个月）之前。
- 妊娠中期：13 ~ 28 周（3 ~ 7 个月）。
- 妊娠后期：29 ~ 40 周（8 ~ 10 个月）。

　　当妊娠到了 3 个月的时候，再粗心的妇女也会觉察到了，下腹部可以摸到一个增大的圆球似的子宫。而人们容易忽略，甚至有时连医生也拿不准的是妊娠 6 ~ 8 周以前的判断。

　　作为已婚妇女，怎样知道自己已经怀孕了呢？

　　早期妊娠有 4 个表现：①月经过期。一个妇女月经是正常有规律的，又有过性生活，如果月经到预期的日子不来，那很有可能是受孕了。②尿频。在早孕时颇为常见，是由于生殖器官血液循环旺盛和压迫膀胱所致。③乳房变化，如乳房发胀、敏感、触痛。④早孕反应，如恶心、呕吐及食欲改变。

如果具备第一点和其他任何一点或全部都有，那就应该去找医生诊断了。目前较常用的诊断方法如下。

（1）妊娠试验：一般在停经 35 天以后可从尿中查出绒毛膜促性腺激素；如果验血，还可早些查出。快速妊娠试验（免疫学方法）只需 3 分钟即可得出结果，且准确性比较高。现在有人提出"早早孕"这个词。女子的排卵在 2 次月经中间，受孕即在此时。如果能在此后不久查出来，对帮助妇女决定妊娠留舍、早孕保护将是颇为有益的。做血中 hCG 放射免疫测定是完全可以办得到的。

（2）超声波检查：B 型（或灰阶）超声波检查做切面扫描显像，可清晰地看到胎囊。

（3）基础体温测定：妇女每天清晨静息状态下测得体温，连续记录。如果持续上升不下降，超过 32 ～ 33 天，妊娠的可能性很大。这个方法极为简便，有兴致、想怀孕的妇女不妨一试。

046 宜懂得中医的胎养学说

胎养学说的内容，主要记载在历代妇科与儿科的书籍中，如《千金方》中称"养胎"，《妇人良方》中称"胎教"，《产孕集》中称"养孕"，而一些儿科专书，如《育婴家秘》中"胎养"，《幼幼集成》中称"护胎"等。所用名称虽有不同，但在保证孕妇健康，使胎儿能正常生长发育，避免孕期中各种不利因素，防止流产、死胎、畸形等方面，基本思想是一致的。胎养学说的主要思想，归纳起来有下列4 个方面。

1. 母病则子病

胎儿孕母，有生理与病理上的关系非常密切，孕妇的精神状态、饮食营养、生活起居、健康状况等，均可直接影响胎儿的生长发育，《幼幼集成》说："胎婴生腹，与母同呼吸，共安危。"《博集方论》说："然儿在腹中，必借母气血所养，故母热子热，母寒子寒，母惊子惊，母弱子弱，所以有胎热、胎寒、胎惊、胎弱之证。"认识到新生儿时期的许多病症，其根源都与孕妇的疾病影响和体质强弱有关。因此孕妇患病以后，必须把握病机，及时进行治疗，故《普济方》指出："母病则先治其母，胎自安；胎病则先治其胎，母自安矣。"在妊娠期就施以胎养措施，确保孕妇及胎儿的健康，这是中医学母子同体的整体思想观，从现代科学的观点来看，亦有非常重要的意义。

2. 气血阴阳平衡

孕妇气血阴阳的平衡与协调，是保证胎儿能否正常生长发育的关键。《妇人良方》说："夫人以胃气壮实，冲任荣和，则胎得所，如鱼处渊；若气血虚弱，无以滋养，则始终不能成也。"又说："阴阳平均，气质完备，成其形尔。"如果孕妇之气血不调，阴阳失去了平衡，则胎儿的生长发育不但受到影响，而且往往发生附赘垂疣，骈拇枝指，聋盲喑哑等先天畸形。孕妇气血不仅要调和，还必须保持充盛，如《医学入门》中说："气血充实，则可保十月分娩，子母无虞。"《广嗣纪要》归纳为："养胎者血也，护胎者气也。"对"数堕胎（即滑胎）及二胎不长"者，《景岳全书》中说："凡胎不固，无非气血损伤之病，盖气虚则提摄不固，血虚则溉不周。"因此调养气血是保胎与安胎的主要法则之一。

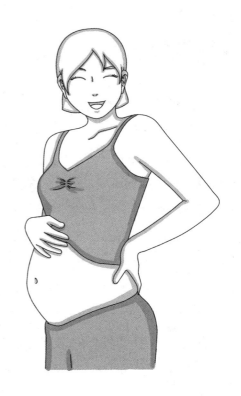

3. 内脏气机条达

为避免胎前病的发生，孕妇还需注意调养心神，消除紧张恐惧心理，心情舒畅开朗，以保持内脏气机的条达。所谓气机条达，主要指孕妇精神状态与脏腑功能之间的关系而言，避免七情之伤，就能保持正常的脏腑功能，气机条达，胎儿就安宁，气机逆乱，就可能出现胎前疾病。对异位妊娠，中医学认为与七情内伤，肝气郁结，气不能运血有关。因此有些医家就提出了"欲多生好子者，必须先养其气"的看法，这里所说的"养其气"，不是指补气而言，而主要是指精神的调摄，以保持内脏气机的条达。《巢氏病源》还提出了"外象而内感"的看法，认为通过孕妇的感官接受良性刺激，就能起到"内感"的作用，达到调摄精神，对胎儿有良好的影响。《千金方》还强调在妊娠早期就应施以调养心神的措施。

4. 逐月养胎

北齐医家徐之才，创立"逐月养胎法"，曾在很长的一段历史时期内，指导中医学胎儿保健工作。他对胎儿逐月而变的发育，归纳为："妊娠一月始胎，二月始膏，三月始胞，四月形体成，五月能动，六月筋骨立，七月毛发出，八月脏腑具，九月谷气入胃，十月诸神备，日满即产矣"。所谓逐月养胎，指孕妇在不同孕月内，均须按照一定要求去做。

047 孕妇宜知的有关优生的数字

如果您有了身孕，为了您和宝宝的健康，顺利生下一个聪明可爱的孩子，建议您记住下列数字。

胎儿在母体内生长时间：40 周，即 280 天。

预产期确定日子：末次月经的月份加 9 或减 3、日期加 7。

初次产前检查时间：停经后 3 个月以内。

产前检查间隔时间：怀孕 5 个月内, 1 ~ 2 个月 1 次; 6 ~ 7 个月时每月检查 1 次; 8 个月后每 2 周检查 1 次; 最后 1 个月每周检查 1 次; 特殊情况随时检查。

孕妇每周增加体重：应少于 0.5 千克。

自然流产易发生时间：怀孕 5 个月内，大多数发生在怀孕 3 个月内。

人工流产适宜时间：停经后 50 天以内。

药物流产适宜时间：停经后 45 天以内。

自觉胎动出现时间：妊娠 16 ~ 20 周。

胎动最多时间：妊娠 28 ~ 34 周时。

胎动正常次数：每 12 小时 30 ~ 40 次，至少不低于 15 次。

早产发生时间：妊娠 28 ~ 37 周内。

胎心音正常次数：每分钟 120 ~ 160 次。

过期妊娠超过预产期天数：14 天以上。

临产阵痛时间：规律性、阵发性的子宫收缩至少 10 分钟 1 次，每次持续 30 秒钟，历 1 小时不缓解。

分娩"见红"后胎儿娩出时间：24 ~ 48 小时内。

给婴儿开奶时间：分娩后 1 ~ 6 小时。

妊娠水肿最易出现时间：怀孕 6 ~ 7 个月后。

高危妊娠年龄划分：小于 18 岁和大于 35 岁。

减少胎儿畸形的最佳受孕月份：6 ~ 7 月。

服用避孕药后若要受孕，最好间隔时间：6 个月。

孕期禁忌性交时间：怀孕后的前 3 个月和临产前 1 个月。

048 优生宜记好"妊娠日记"

这是一定要做的一件事，不是可有可无，原因是一对夫妇只准要一个孩子，不能有半点的马虎。妇女从开始受孕一直到胎儿出世，在整个妊娠过程中，孕妇常会出现很多生理和病理变化，故平时应该仔细观察，把重要的现象记录下来，使医生能对妊娠的经过是否正常顺利做出判断，从而及时采取必要的措施，保证母婴安全和顺利分娩，那么，妊娠日记又应包括哪些内容呢？《孕期月月读》介绍了以下内容。

（1）最后 1 次月经日期：这是医生判断预产期的主要依据，并依此估计胎儿生长发育的状况。

（2）妊娠反应：在停经后第几周开始出现，以后的变化情况，至第几周后消失。

（3）第一次胎动日期：第一次胎动一般发生在妊娠 18 ~ 20 周。

（4）妊娠早期检查的情况。

（5）孕期中患的疾病。

（6）孕期用过的药物。

（7）孕期并发的病症。

（8）阴道流水或流血。

（9）接触过 X 线和其他放射性物质或有毒的物质。

（10）其他：包括生活习惯、工作情况变化、外出旅行、外伤、重大的精神创伤等。

对妊娠日记，要认真记录，有事即记，力争完整准确，直至分娩。妊娠日记提供的材料与产前检查结合起来，更能对孕妇情况做出正确的判断。

049 优生宜选择在性高潮时

美国著名妇产科专家勒姆·哈里斯诺认为，女性的性高潮程度与后代的智商呈"正相关"，具有非常"显著性"的意义。

研究证实，已婚育龄妇女的性高潮，对女性生育力有一定影响，它能够促进女性的正常排卵，大大减少妇女不孕症的发生率，保障妇女每个月都能排出一个完美的"卵子"，为孕育一个优秀的后代创造条件。据勒姆·哈里斯诺临床检测表明，女性达到性高潮时，血液中的葡萄糖浓度上升 1 倍左右，氨基酸浓度上升 1.5 倍，而这些葡萄糖和氨基酸营养成分大量地进入阴道里，增加了阴道分泌液的营养，可使男性性高潮时射入阴道的精子存活期延长 5 ~ 10 小时，有利于优秀的精子脱颖而出，这些带有优良遗传因子的精子与高质量的卵子结合，就可能孕育出高智商的后代。

勒姆·哈里斯诺博士又强调指出，有甜蜜的爱情关系的夫妇生下的后代，其智商普遍较高，这主要是由于母亲在性生活时情意绵绵，满心喜悦，达到了性高潮的缘故。

050 孕期不宜做X线检查

1865 年德国科学家伦琴发现的 X 线，迄今对人类做出了巨大的贡献，在医学上广泛应用于疾病的诊断和治疗，成为近代医疗技术的支柱。目前，世界发达国家利用 X 线检查频度可达每年每千人口有 300 ~ 900 人次。我国 X 线机已普及到乡镇医院，检查频度逐年增高，由于透视，拍片次数增加，人群接受辐射总量也随着增加。因而对人类造成了一定的伤害，尤其是对育龄妇女、孕妇及人体敏感的部位。如甲状腺、性腺、骨髓、皮肤、晶状体等的损害更为明显。为了保障优生，提高人口素质，早在 1960 年，我国就发布了"保护妇女儿童健康 X 线防护法规"，以保护育龄妇女及孕妇，使她们避免或减少受到 X 线的照射，但这一问题至今没有引起广泛的重视，在某些地方，滥用 X 线检查的现象仍十分严重。

担负人类遗传任务的生殖细胞（精子和卵子）与遗传有密切关系，照射 X 线可以引起生殖细胞中的染色体或基因发生变化，这种变化在很大程度上取决于母体接受 X 线剂量的多少和受照射时胎儿发育处于什么阶段。

胎儿在母亲子宫内发育大体分为 3 个阶段：①着床前期（受精后 2 周内），此期孕妇受照射后，可造成孩子出生前或出生后死亡；②主要器官形成期（受精后 2 ~ 7 周），此期母体受照射后，胎儿的主要器官可发生明显异常即畸形；③胎儿期（受孕 8 周后），此期母亲 X 线照射后可造成胎儿生长发育障碍。

母亲妊娠期受 X 线照射可造成多种恶果。主要有 7 种表现：①胚胎、胎儿、新生儿死亡；②先天畸形，多见小头症、无脑儿；③生长发育障碍；④功能障碍；⑤生育障碍；⑥恶性肿瘤如白血病；⑦遗传缺陷。

近年来，各医院大力提倡和推广对被检查者的防护工作，并严格控制广大妇女常规的健康查体、术前、分娩、住院、透环、乳腺等 X 线检查。那么，育龄妇女及孕妇应注意哪些问题呢？首先，在检查前要向医生讲明自己是否在月经期或孕期，使医生心中有数。其次，某些检查，如查避孕环的位置、查胎位、胎月龄等，应首选 B 超检查。凡有生育能力的妇女，除患急症外，只应在月经来潮的第 14 天以内接受下腹部和盆腔部的 X 线检查，但由于女性月经期排卵时间有很大的个体差异，将 14 天缩短为 10 天更保险，这就是目前推行的"十天规则"。妇女妊娠的第 8 ~ 15 周（即怀孕 2 ~ 4 个月）对 X 射线敏感性最高，因此这时期的孕妇应避免接受 X 线检查。

051 孕妇宜关注丈夫的"妊娠心理"反应

一般来说，在妻子有了身孕后，丈夫高兴异常，对妻子是更加关心体贴，但人们通常忽略了另一个事实，即妻子有了身孕后，惊喜的丈夫有另一层面的"心理反应"。

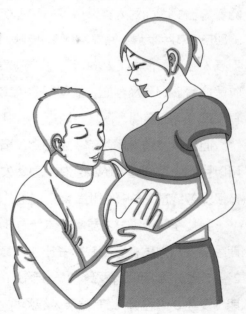

1. 焦虑心理

即有的丈夫会担心妻子体质虚弱，或担心妻子年龄偏大、身体矮小，或害怕妻子食欲不佳影响胎儿成长等，这些都是丈夫的焦虑心理。

2. 倦怠心理

主要原因是妻子怀孕后，丈夫的家务负担也随之加重，上班忙忙碌碌，来去匆匆，下班回家更是锅碗瓢盆，清污洗垢，也就难免身心疲乏，若再碰上挑剔的孕妇，就会加剧丈夫的精神紧张，诱发心理障碍，极易使丈夫产生厌倦烦心。

3. 性心理障碍

由于孕妇在妊娠早期和晚期的性欲都有明显的降低，再加上担心受压影响胎儿成长，故一般夫妻性生活皆有明显减少，有些娇弱的孕妇，还怕性生活有损身体健康，在整个孕期都拒绝与丈夫同房。上述的做法会大大影响丈夫的性兴趣，尤其是青壮年丈夫可产生不同程度的性心理障碍，出现头痛、易怒、血压升高等，势必影响夫妻之间的感情。

对丈夫的上述"妊娠心理"反应，做妻子的一定不要掉以轻心，在要求丈夫照顾好怀孕的妻子时，孕妇们也不要忘记辛勤为你们服务的丈夫们，夫妻之间一定要比平时更多沟通，相互体贴，这比任何时候都显得重要。

052 胎教宜从孕妇的心理卫生开始

司马迁在《史记》中曾记述："太任有妊，目不视恶色，耳不听淫声。"这是说周文王的母亲在怀孕期间实施了良好的胎教，从而使后来周文王生而聪慧，长而圣明。又据《韩诗外传》中记载，孟子的母亲"吾怀妊是子，席不正不坐，割不正不食，胎之教也"，这说明孟子成为古代的圣人，与其母所行胎教有关。

所谓胎教有科学根据吗？

胎儿在妊娠期间，当然不可能受到母亲直接教育，但是通过母亲的心理活动和情绪状态，间接对胎儿生长发育产生良好影响，这已为现代科学实践所证明。

孕妇的情绪和心理状态对胎儿的智力形成有直接的影响。孕妇的子宫好比是胎儿的天堂，未出世的胎儿不仅享受着最优惠的物质生活，而且享受着丰富多彩的精神生活。有人曾用微型集声器从母腹中测到，子宫的旋律与母亲的心律相吻合。这就是说，胎儿在这"音乐之乡"里，一面吮吸着生命的美羹，一面又在音乐的熏陶下开放着智慧的花朵。因此，母亲的心境是很重要的。

当母亲在美好的大自然里赏心悦目，或是倾听优美的音乐演奏，这时她的精神愉快，情绪和谐，其心律是正常的，胎儿在子宫里接受的便是动听的"音乐"。

反之，孕妇精神忧虑，心境郁闷，其心律就不正常，胎儿在子宫里接受的就是"噪声"，这就会影响胎儿心理和智力的正常发育。

心理学认为，孕妇如能经常听到音乐的声音，会提高胎儿对音乐的感受性。澳大利亚堪培拉产科大夫曾让35名孕妇每天按时来医院欣赏音乐，胎儿的神经系统得到良好的发育，这些胎儿出生后，都显得体格健壮，智力优良，在气质上表现优秀，10年后，有7名儿童获得儿童音乐奖，2名成为舞蹈演员，其他的学习成绩均为良好，无一人有不良行为。所以母亲在怀孕期间，优良的环境和健康的情绪对未来婴儿的心理发展至关重要。

研究表明，积极的情绪可以增加血液中有利于健康的化学物质的产生；而消极的情绪则会使血液中有害于神经和其他组织的化学成分增加。孕妇在情绪紧张的情况下，如在应激状态或焦虑状态中，能激起自主神经系统释放出一种叫作乙酰胆碱的化学物质，从而促使肾上腺皮质激素的分泌，而这种激素也随着血液通过胎盘进入胎儿体内，使胎儿也产生与母体一样的情绪特征。肾上腺皮质激素对胚胎的发育具有明显的破坏作用，主要是阻碍胚胎中某些组织的联合，特别是怀孕早期（在3个月以内），正是胚胎中某些组织发育的敏感阶段，往往因肾上腺皮质激素的增加而引起胎儿的唇裂、腭裂等发育的畸形。目前，大量的科学资料表明，孕妇在恐惧、愤怒、烦躁、哀愁等消极情绪状态下，身体的各种功能都会发生明显变化，从而导致血液成分的改变，以致影响胎儿的身体和大脑的发育。

现代心理学认为，妊娠期间，孕妇能否保持平静的心境、安定的情绪，并以积极的心理状态来迎接新生儿的诞生，这对胎儿期的心理卫生是十分重要的。反之，如果孕妇焦躁、忧虑、心情烦乱，或因撒娇而激动，常常会造成血压升高而带来妊娠期的呕吐，有时会因情绪的急剧变化而加速子宫的收缩，造成流产或早产，即使是正常分娩，这样的孩子长大以后，往往情绪不够稳定、自我控制能力差、贪食、多动、好哭闹，并常常出现呕吐、腹泻等特征。

053 训练胎儿宜采取的方法

积极地开展对胎儿的训练工作是很有益的。具体方法如下。

1. 音乐胎教

心理学家认为,音乐能渗入人们的心灵,常会激起人们无意识的超境界的幻觉,并唤起平时被抑制的记忆。生物学家认为有节奏的音乐可刺激生物体内细胞分子发生一种共振,使原来处于静止和休眠状态的分子和谐地活动起来,以促进细胞的新陈代谢。

2. 经常抚摸

孕妇平卧,腹部放松,用双手指轻压,胎儿受压后会出现胎动,这是对母亲爱抚的反应,到 6 个月改为推动肢体。经过这样的训练,出生后婴儿的肌肉力量较强,可较早站立或行走。但须注意,当子宫收缩时则应停止,等宫缩过后改为轻轻抚摸。

3. 自我放松

调查表明,孕妇中午休息 1 小时,妊娠高血压发病率显著降低。自我放松可降低紧张性,对孕妇及胎儿均有利。放松身体的做法是,采取一个舒适的姿势,放宽衣裤,做缓慢的深呼吸运动;每日 30 分钟至 1 小时。放松身体可与胎儿抚摸法先后进行。

054 孕妇自测胎儿安危宜采取的方法

孕妇在妊娠 4 个月后即能感到胎儿在腹中时常有轻微活动,这就是胎动。胎动在妊娠 7 ~ 8 个月时最频繁,近预产期时胎动又有所减少。有胎动表明情况良好,当胎盘功能减退,胎儿慢性缺氧时,胎动减少,甚至停止。所以胎动减少是宫内缺氧的一种信号。因此提倡孕妇从妊娠 7 个月开始自数胎动,自我监测宫内胎儿安危情况。自测胎动方法：孕妇取侧卧位，每天早、午、晚各数 1 小时，然后把 3 次计数总和乘以 4，即为 12 小时胎动总数。如 12 小时胎动在 30 次以上为胎儿情况良好，少于 20 次则意味着胎儿有宫内缺氧；10 次以下者预后不良。胎动一般在晚上最多、最强，孕妇可在临睡前数 1 小时，正常每小时胎动多为 3 ～ 5 次。如发现胎动少于 3 次，应再观察 1 小时后再数 1 次。

胎动有异常应立即到医院检查，因为从胎动减少到胎心停止跳动仅有 1 ～ 2 天的时间，若此时得不到及时救治，胎儿有可能死于宫内。此外，有些药物如镇静药、催眠药等，对胎儿有抑制作用。所以在计数胎心时，要注意排除这类因素。

055 不宜盲目保胎

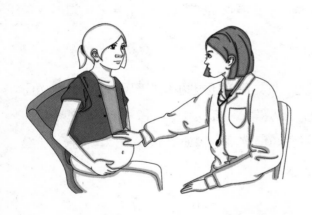

怀孕早期如有少量阴道出血并伴有小腹坠痛，为先兆流产症状，发生在怀孕 3 ～ 7 个月期间为晚期先兆流产。先兆流产是否应该保胎？胎儿是否会有异常？首先应查明先兆流产的病因。大量研究资料表明，流产同遗传因素关系较大，有人检查早孕自然流产的胚胎组织，发现染色体异常者占 50% ～ 60%，而且发生流产的时间越早，染色体异常的可能性越高。对于此类流产如果盲目地"保胎"，无疑是徒劳的，不必要的。如何判断属于此类流产，以下几点可供参考：①曾生育过畸形儿；②有过多次流产未确定流产原因者；③孕早期接触过明显的致畸因素，如有毒物质、X 线、某些毒物及病毒感染等。怀疑有染色体问题时，可到医院进行遗传咨询。

流产除上述染色体异常外，还可能有其他方面的因素，如孕妇子宫畸形、子宫肌瘤；患有某些传染病和全身的急慢性疾病，如高热、严重的心肾疾病、贫血、高血压；孕妇酗酒、吸烟等。

总之，先兆流产后是否保胎，要视具体情况而定，在配合医生进行科学的监测后，再做出正确的抉择。

056 若要腹内胎儿安全孕妇应勤刷牙

怀孕的妇女如果有口腔炎症，即使只是牙龈炎，也有可能使引发牙龈炎的细菌进入血液，通过胎盘，感染胎儿而引起早产，这是医学研究人员最近提出的一个忠告。

在患严重牙龈炎的病人中，心脏病病人的比例高于一般人。这是因为温暖和湿润的口腔，是培养致病细菌的温床。如果这些细菌经过牙龈上的伤口进入血液，到达心脏，就很容易引起心脏病。美国北卡罗来纳大学的研究者从这一发病机制出发，对早产儿与口腔疾病关系进行了调查。他们在一些早产儿体内，发现了与其母亲口腔细菌相对应的抗体，初步证实孕妇口腔内的病菌与一些早产有关。在工业化发达的国家里，死婴中有 2／3 是早产造成的，而早产儿中有 18% 可能与母亲的口腔疾病有关。所以，孕妇早晚和三餐之后用软毛牙刷勤刷牙，保持孕期口腔卫生是安胎的重要措施之一。

057 妊娠时宜采取的营养措施

当你欣喜地发现自己已经"有喜"，不久将为人母的时候，你可知此期你一张嘴要提供两个人的营养，能量需要较平时大增。因此，为了你的健康及你腹中宝宝的良好发育，孕期须将饮食调养放在生活中的重要位置，要注意重点补充下列食物。

1. 高蛋白饮食

孕妇蛋白质的需要量增加，一方面由于母体的子宫、乳房和胎盘发育的需要，另一方面是供给胎儿生长发育的需要。蛋白质的足够供给,对减轻妊娠反应、妊娠期贫血、妊娠毒血症和营养不良性水肿,以及产后乳汁的分泌都有很大意义。膳食中要注意动物性蛋白和植物性蛋白搭配摄取,动物性蛋白以乳类、肉类、鱼类、蛋类为其主要来源;植物性蛋白以豆类及其产品(黄豆、青豆、黑豆、豆腐干、豆浆等)、谷类(小麦、玉米、大麦、大米等)、硬果类(花生、瓜子、杏仁、榛子仁、核桃仁等)为其主要来源。绿色蔬菜如菠菜、甘蓝等蛋白质含量较高,当选择食用。

2. 高钙饮食

妊娠 5 个月后,随着胎儿骨骼及神经系统的生长,需钙量增加,如不注意补充,会在婴儿期间出现软骨病,或是牙齿发育不良,还会影响婴儿神经细胞的正常生长(中医学称"五迟")。膳食中钙量不足,母体亦可能出现骨质软化,严重时可致牙齿松脱。食物中,乳类及乳产品为钙质最好来源,因为不但其含量丰富,而且容易被机体吸收。其他如贝壳类(蛤蜊、螃蟹、虾米)、鸡蛋、排骨汤、绿叶菜(苋菜、荠菜)等均是含钙量较高的食品。

3. 含铁食品

妊娠贫血和产时流血,均要求更多的铁质供给,加上胎儿既要吸取铁质,又要储铁于肝内供婴儿期使用,故宜经常食用一些含铁量较高的食品。动物肝的含铁量最丰富,其他脏腑类食品如心、肾次之。蛋黄、瘦肉中含铁量亦高。要注意搭配食用含铁量较高的植物,如绿叶蔬菜、樱桃、葡萄、桃、柿饼、大枣、海带、木耳等。

4. 含锌食品

孕妇缺锌状况很普遍。锌是人体所必需的微量元素,它参与人体内蛋白质、脂肪、糖、核酸等的合成与代谢,是体内新陈代谢中 200 多种酶的激活因子。锌的缺乏,必然造成蛋白质、脂肪、糖、核酸等的合成障碍,影响人体的生长发育。

食物是人类获得锌的主要来源。我国规定,锌的正常供给量,成人应为每日 15 毫克,孕妇以每日 40 ~ 45 毫克为宜。对于多数孕妇来说,只要不偏食,日常生活中适当增加富含锌的食物是可以摄取足够锌满足生理需要的。研究证实,动物性食品中锌含量比植物性食物高数倍，因此，孕妇应适当增加肉食。鸡蛋、牛奶、芝麻、花生、虾皮、紫菜、核桃等含锌量都较高。发酵食物和豆制品，不仅使蛋白质分解成氨基酸，增加食物的鲜味，而且可促进锌的吸收。同时，孕妇还应少食精制食品，精制食品在加工过程中损失了大部分锌，如小麦制成上等面粉，已丢失 3/4 的锌；糙米制成精米，锌仅余下 1/4；而原糖制成白糖时，锌已损失殆尽。对于缺锌严重的妇女，应及时求助于医生。

5. 含碘食品

孕妇及胎儿的新陈代谢率均较高，需碘量相应增加。若孕妇供碘不足，可能产生单纯性甲状腺肿。故一般在妊娠中后期应多吃海带、紫菜汤及其他海产品如海虾、海鱼、海参等。

6. 维生素类食品

（1）维生素 A：能增加机体抗病力，帮助胎儿生长发育。可从含维生素 A 较丰富的动物肝、蛋黄、牛奶、深绿色叶菜（油菜、荠菜、苋菜）和红黄色植物（胡萝卜、西红柿、橘子、干黄花菜）中获得。但妊娠期不宜大量服用维生素 A。研究人员对纽约市的一些妊娠妇女进行了研究，发现维生素 A 类药物对胎儿有不良的影响。这种药物可以导致胎儿选择性的畸形，其中包括外耳形成畸变、腭裂、心脏畸形和脑组织畸变。一般言之，其中多数畸形病变一旦形成，是难以纠正和治疗的。孕妇服用维生素 A 药物时必须注意用药剂量。研究人员强调，妊娠妇女，尤其是早期妊娠的妇女如必须补充这类物质，剂量不应超出每日 8000 国际单位。

（2）维生素 B_1：能维持孕妇良好的食欲和正常的肠道蠕动。供应量不足时，易引起便秘、恶心呕吐、肌肉软弱无力，更严重时会出现多发性神经炎，并可增加分娩时困难及产后乳汁的分泌不足。要注意从瘦肉、猪肝、粗粮（糙米、小米、玉米、荞麦）、花生、木耳等食品中摄取。

（3）维生素 C：缺乏维生素 C，会造成流产或早产，易患贫血及维生素 C 缺乏病，使机体抵抗力减弱。足够的维生素 C，则有利于预防上述病症。食物来源主要是新鲜蔬菜和水果。由于维生素 C 易受破坏，故烹调时间要短，并尽量减少与空气接触的机会。

（4）维生素 D：可促进钙、磷的吸收和利用，促进胎儿骨、齿的生长，并避免母体的骨质软化。适当食用动物肝脏、鱼肝油、禽蛋、奶类可获得足够的维生素 D。

值得注意的是，妊娠期间，经常供给过高能量会引起脂肪过多的非生理性体重增加，孕妇体重过重时，妊娠并发症的发病率增加，妊娠中毒的危险性也增大。因此，妊娠期应注意限制食物中的脂肪量。

7. 叶酸

妊娠期间对叶酸的需求也必不可少，因叶酸是胚胎中急剧分裂细胞所必需的物质。由于母体不储积叶酸，而在妊娠期又会排泄出平常数量的 4 ~ 5 倍，故每日需有足够量的摄入。而医生对那些曾经怀过脑部和脊髓缺陷的胎儿（如脊柱裂的胎儿）的妇女，有时会开出高达每日 4 毫克的剂量。

在叶类蔬菜、羊肝和核桃（核桃）中都有叶酸，然而低剂量被认为不会产生任何不良影响，故叶酸补充剂对所有的孕妇来说都值得服用。从怀孕约 14 周起，医院就会给你服用这种补充剂。

8. 药膳调养

中医学认为，妊娠期要注意服用药膳以调补冲任，固护胎元。早期合理调摄，有益于母体健康和胎儿发育，可常食用紫苏煮鸡蛋、黑豆煮大枣；也可用芡实、莲肉、黑豆与大米或玉米煮粥食。妊娠后期，最易出现水肿，与脾肾失健、冲任失调有关，可食黑豆、赤小豆、玉米煮粥以防治水肿；也可食用赤小豆鲤鱼汤，即用赤小豆 60 克，纳入鲤鱼腹中（约 500 克，去内杂），加少量生姜、紫苏及食盐调味品，炖或蒸后食用。

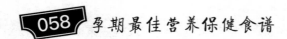 058 孕期最佳营养保健食谱

1. 鲜莲马兰西瓜盅

原料：西瓜 1 个，鸡腿肉 120 克，金华火腿 40 克，马兰头、莲子各 80 克，

蟹 1 只，夜香花 20 克。

制作:西瓜蒂部位切开一盖，如盅形，瓜瓤取出，整个西瓜放入开水内煮片刻，取出。马兰头，去皮，切粒，放入水中稍煮，捞出。鸡腿肉，去皮、去骨，用水洗净，切粒，以生粉拌匀，放入开水内煮熟，捞出。蟹洗净，隔水蒸熟，取肉。莲子，去硬皮、去心，用水洗净。夜香花去蒂，用盐水洗净，再用水洗净。火腿用水洗净，切粒。将大半沸水注入西瓜内，放入鸡肉、火腿粒、白酒和细盐，盖西瓜壳，隔水炖 1 小时，再将马兰头、莲子和蟹肉放入西瓜内，炖 15 分钟，放入夜香花，即可饮用。

功效:清热解暑，健脾开胃，尤适用于孕妇夏季感受暑湿邪气，胃口不佳者食用。

2. 西瓜乳汁

原料：成熟西瓜汁、牛奶各 250 毫升，白糖 300 克。

制作：取西瓜汁、白糖及牛奶倒进容器中，边倒边搅拌，使糖充分溶解。将混合汁置冰箱冻凝，待用。

功效：含有多种维生素和多种氨基酸，能清热解渴，利尿开胃，补气健身。

3. 杏仁豆腐汤

原料：杏仁粉 8 克，草鱼肉 75 克，鸡脯肉、熟猪油、猪肥肉各 25 克，豆浆 300 毫升，鸡蛋白 2 个，胡椒粉 1 克，精制盐 3 克，味精 2 克，嫩丝瓜 1 根，罐装蘑菇 50 克，清汤 750 毫升，绍酒适量。

制作：豆浆加杏仁粉搅和，草鱼肉、鸡脯肉、猪肥肉剁成细茸，加绍酒、鸡蛋白搅匀后，注入杏仁豆浆搅匀、搅透，加盐 2 克，顺一个方向再搅，至放水内能浮起，倒入已抹过油的方盘内（1 厘米厚），放蒸笼内约蒸 5 分钟至熟取出，冷却后划成 4 厘米长的菱形块。嫩丝瓜取青皮与蘑菇切成片。锅内放清汤加蘑菇片、丝瓜片、绍酒、盐、味精烧沸淋油，倒入大品锅内，将蒸好的杏仁豆腐倒入汤内即可上桌。

功效：补气养血，强身健体。

4. 芝麻粥

原料：粳米 100 克，芝麻、蜂蜜各 50 克，清水 1000 毫升。

制作：将粳米与芝麻分别用清水淘洗干净，放入锅内煮沸，先武火后文火，熬成粥状，调入蜂蜜，拌匀即可服用。

功效：补益肝肾，养血和血，润肠通便。适宜治疗肝肾阴虚，须发早白，身体虚弱，头晕目眩，贫血，肠燥便秘，四肢麻痹等症。

5. 姜汁菠菜

原料：菠菜 250 克，生姜 25 克，姜汁、食盐、酱油、醋、味精、麻油、花椒油等各适量。

制作：将菠菜择净，断成 7 厘米的长段，洗净。生姜洗净后挤出姜汁。锅内注入清水 1000 毫升，烧沸后倒入菠菜，约 2 分钟捞出沥去水，装在盘内抖散待凉，装在碗内，加入姜汁、食盐、酱油、醋、味精、麻油、花椒油调拌入味，即成。

功效：养血通便。适用于老年便秘，习惯性便秘，痔疮，高血压及酒精中毒者食用。

6. 杏仁玉枣

原料：大枣 150 克，杏仁 100 克，芋头 300 克，糯米 200 克，白糖适量。

制作：将大枣去核，放碗内加少许清水旺火蒸约 20 分钟，取出碾碎，制成枣泥。把芋头蒸熟，剥去外皮，碾成芋泥。将枣泥搓成杏核形，芋泥将枣泥包住，制成玉枣，码放碗内。糯米 200 克、杏仁（去皮）100 克，一起磨成糊状。无油净锅，入清水 750 毫升，入白糖，烧开后撇沫，徐徐下入米糊轻搅，煮成羹状，加少量杏仁精，浇在玉枣碗中即成。

功效：补血，止咳，润肺，健脑。

7. 打卤面

原料：面条、煮白肉、黄花、木耳、鸡蛋、海米、水淀粉、骨头汤（或煮白肉汤）、酱油、香油、花椒、精盐。

制作：肉汤内放入切好的肉片、黄花、木耳、海米、酱油、盐，开锅后将水淀粉调好倒入。待浓稠后，把鸡蛋打匀倒入成蛋片，搅匀卤。另起火，用小铁勺放少许香油，撒十几粒花椒粒，炸成花椒油。炸至花椒里熟放出香味后，离火浇入卤中，可增添不少香味。如喜食海鲜，或要使汤鲜美，也可加些干贝、海参、口蘑、鹿角菜等。把煮好的面条盛入碗内，浇上卤即可。

8. 三丝泡菜汤

原料：酸菜丝 100 克，冬笋丝、火腿丝各 25 克，料酒 5 毫升，味精 2 克，细盐、酱油、清汤各适量。

制作：将酸菜丝、冬笋丝、火腿丝放入汤碗内，汤锅置火上，放入清汤烧开，下入料酒、味精、细盐、酱油。待汤烧开，起锅冲入汤碗内即成。

9. 白干炒菠菜

原料：菠菜 500 克，白豆腐干 2 块，花生油 40 毫升，精盐 3 克，味精 1 克。

制作：菠菜择洗干净，切成 5 厘米长的段。豆腐干洗净，切成小片。炒锅置旺火上，放入花生油烧热，先将豆腐干倒入略煸，再下菠菜煸至深绿色时，加精盐、味精，翻炒几下，盛入盘内即成。

功效：菠菜富含钙、铁、维生素 C，有补血、助消化、通便的功效，是妊娠晚期、产褥期补铁的菜肴。白豆腐干含有丰富的蛋白质、糖类等多种营养素。

10. 奶油鸭头

原料：鸭头 250 克，陈皮 10 克，油炒面 25 克，葱头丝 80 克，人造奶油 25 克，牛奶 100 毫升，盐、酱油、味精、高汤、胡椒粉各适量。

制作：将鸭头浸泡洗净，控净水，与陈皮一起煮至半熟捞出，撒盐、胡椒粉，加葱头丝，用素油煎熟，再放少许酱油，煨一会儿，待用。取油炒面放牛奶、人造奶油、胡椒粉、盐、味精、高汤拌成浆，浇在鸭头上，即可。

11. 萝卜水饺

原料：萝卜、猪肉馅各 250 克，熟素油 50 克，面粉 500 克，姜、葱末、味精、酒、盐、酱油、麻油各适量。

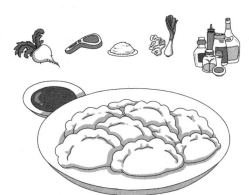

制作：面粉用冷水和好，饧 1 小时后待用；肉馅加酒、盐、味精调好，再加姜、葱末拌匀；萝卜洗

净擦成丝，用开水稍烫后挤去水，与肉馅一起调好；把饧好的面团分成小块，做成饺子皮，放入馅包好。旺火烧开水，下入饺子，烧两个开即可出锅。

功效：此饺滋阴润燥、宽中下气、消食化痰，可治食积不消、燥咳、便秘等症。

12. 榨菜肉丝汤

原料：猪肉、榨菜各 100 克，酱油、味精、香油、高汤、花椒水各适量。

制作：把肉切成丝，榨菜洗净切成丝；勺内放入高汤，汤开后把肉丝、榨菜丝倒入勺内，稍加酱油、花椒水、味精，烧开后淋香油出勺。

13. 粳米粥

原料：粳米 50 克。

制作：粳米淘洗干净，如常法煮粥。每日 2 次。

功效：补脾胃，长肌肉，肥白人。粳米为禾本科植物粳稻的种仁，俗称大米。善补脾胃，滋养后天，前人颇多赞誉。粳米主要营养成分是糖类。糖类是人体内最重要的供能物质，如果摄入不足，可致能量缺乏，肌体生长发育迟缓，体重减轻；摄入充足，则发育正常，身强体壮，充满活力。米油，为米煮粥时，粥面上浮起的浓稠液体，亦称粥油。

14. 清煮扁豆

原料：白扁豆 50 克。

制作：白扁豆洗净，放入锅内，加水煮熟即可。每日 2 次，饮汤食豆。

功效：健脾和中，安胎去湿。白扁豆为豆科植物扁豆的白色种子，以饱满、色白者为佳。扁豆，味甘平而不甜，气清香而不窜，性温和而色微黄，与脾性最合。健脾和中，用之以和胎气，胎因和而安；并有化湿之功。适用于脾胃不和、胎气上冲所致的食少、呕逆孕妇食用。白扁豆味轻气薄，单用力弱，宜与其他补气之品共用，如与粳米为粥，效果较好。

生扁豆中含有胰蛋白酶抑制物，血球凝集素等抗营养素及有毒物质，在制作时一定要煮熟煮透。

15. 栀子窝头

原料：栀子、泡打粉各 5 克，玉米粉 500 克，白糖 250 克，蛋黄 6 个，桂花少许。

制作：先将栀子上砂锅熬煮，待凉；用煮栀子汤和面；将玉米粉、白糖、蛋黄、桂花、泡打粉掺和一起，和好揉匀，做成小窝头。

功效：此点心香甜可口，祛火清热。

16. 荞麦面

原料：荞麦面 500 克。

制作：荞麦面加清水和面，做成面条、面片、糕饼等面食，经常食用。

功效：开胃宽肠，下气消积，降脂降糖。荞麦，又名乌麦、花荞、甜荞，为蓼科植物荞麦的种子。味甘性凉，可开胃宽肠，下气消积。荞麦的营养价值很高，含有 7%～13% 的蛋白质，它的氨基酸组成比较平衡，赖氨酸、苏氨酸都较多，蛋白质的生物价可达 80（大米为 77、小麦为 67），是粮食类中的佼佼者。脂肪含量 2%～3%，以油酸和亚油酸居多，各种维生素含量也比较丰富。值得一提的是，荞麦含有较多的芦丁，它属黄酮类物质，具有维持毛细血管弹性，降低毛细血管渗透性的功能。另有一种鞑靼荞麦，籽粒略苦，又称苦荞，从前很少食用。近年来发现其降脂、降糖作用强于甜荞。现经过加工处理，除去苦味，已做成各式挂面，供人食用。脾胃虚寒者慎用本品。

17. 玉米面蒸饺

原料：细玉米面 500 克，韭菜 300 克，水发粉条 200 克，虾皮 40 克，熟猪油、香油各 50 克，面粉、面酱、精盐、味精、花椒粉各适量。

制作：韭菜择洗干净，切成碎末。虾皮用清水漂洗干净，挤去水分。水发粉条剁碎。将粉条、虾皮放入盆内，加面酱、精盐、味精、花椒粉拌匀，再放入韭菜末，浇上熟猪油、香油，拌匀成馅。锅置火上，加清水 375 毫升烧沸，把玉米面徐徐撒入（待玉米面撒完，水也干了），用筷子搅拌，倒在案板上稍晾一会儿，用手和好，用面粉作扑面，揉搓成细条，揪 20 个剂子，剂口朝上摆好，再撒上一层面粉，用手将剂子按扁，用擀面杖擀成直径 10 厘米的圆皮，包入馅料，捏成饺子形，上笼用旺火蒸 15 分钟即成。

功效：此饺味美可口，营养丰富，含有丰富的糖类、蛋白质、纤维素、钙、磷、铁、锌和维生素（B₁、B₂、C、E）及烟酸等多种营养素。

18. 油浸香菇

原料：干香菇 100 克，花生油、盐、味精、料酒、糖、葱、姜各适量。

制作：把干香菇用 70℃左右的热水泡 20 分钟，剪去香菇蒂，用清水洗两遍，然后把香菇中留下的水分用手挤一下。姜洗净用刀在其外表划五道沟，再将边缘修整一下，切成片，使姜片呈梅花形状。锅内加入花生油，油热后煸炒香菇，将熟食加入其他佐料即成。

功效：降低血脂，可预防动脉硬化，起到益寿延年的作用。

19. 火腿茭白

原料：茭白、火腿、猪油、味精、料酒、盐、葱、姜末等各适量。

制作：将茭白去皮洗净，切成斜刀片，在开水锅中焯一下，捞出控水；火腿切成片。将锅烧热，放适量猪油，以葱、姜末炝锅。然后下茭白、火腿同炒，烹料酒，稍加一点汤。然后加入味精、盐，翻炒几下即可出锅。

20. 酿冬菇

原料：冬菇 50 克，鲮鱼肉 150 克，精盐、味粉各 5 克，生粉 24 克，汤 100 毫升，芫荽少许，火腿粒或叉烧粒少许，烧酒、姜、葱各适量。

制作：先将冬菇洗净，去蒂，加烧酒、姜、葱，放在汤碗内入锅蒸熟，去水。将鲮鱼肉剁烂，加入精盐 0.3 克，味粉 0.5 克，生粉 20 克打成鱼胶。将鱼胶分成和冬菇数目相同的份数，将冬菇反底放在菜碟上，并在冬菇上面撒上少许生粉，然后逐个将冬菇放上鱼胶贴紧，鱼胶上面交叉地放上两条芫荽，中间再放上火腿粒或叉烧粒。待水滚时整碟放在锅中，隔水武火蒸五分钟至熟。另起锅用汤和精盐、味粉、生粉推成芡加包尾油淋在冬菇上便可上席。

21. 炒猪肝菠菜

原料：猪肝、菠菜、味精、酱油、花椒水、葱、蒜、淀粉、醋、明油各适量。

制作：猪肝洗净切成薄片；菠菜取嫩茎叶洗净，在开水锅中焯一下后用凉水冷却，控净水分，切成小段。锅内放油，烧热后，将猪肝及葱花、蒜片下锅翻炒。

然后加酱油、醋、味精、花椒水略炒，汁滚后将菠菜倒入共炒一两分钟。愿意勾芡也可，出锅时淋上明油。

059 孕中不宜饮酒

孕妇饮酒，可使胎儿受到乙醇的直接毒害。因为即使微量的乙醇，也可以毫无阻挡地通过胎盘进入胎儿体内，使胎儿大脑细胞的分裂受到阻碍，导致脑发育不全，造成中枢神经系统发育障碍，而形成智力低下。乙醇也是一种致畸因素，孕妇饮酒，胎儿血液中的乙醇浓度与母体其他组织所含的乙醇浓度相同。由于乙醇可破坏生长中的胎儿细胞，不但使胎儿的发育缓慢，而且可以造成某些器官的畸形。嗜酒的孕妇所生的孩子，有 1 ／ 3 以上存在不同程度的缺陷，如小头、小眼、下巴短、脸扁平窄小、身材短小，甚至发生心脏畸形。

060 孕妇不宜被动吸烟

孕妇本身吸烟会使胎儿体重减轻的道理已众所周知，而被动吸烟也会导致胎儿体重下降的事实，最近也得到了证实。据国外科学最近研究发现，当孕妇处在丈夫或其他家庭成员吸烟的环境中，会引起胎儿体重下降，其下降的重量不亚于孕妇本身吸烟所造成的恶果。

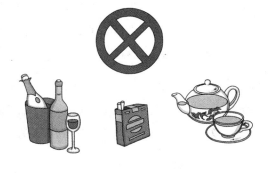

另据《英国医学杂志》报道，吸烟会使妇女体内的催乳激素水平下降，而这种激素具有刺激黄体酮的分泌和促进乳汁分泌之功能。科学家还发现，一种作用于中枢神经系统的化学物质多巴胺会妨碍催乳激素的分泌，而吸烟对中枢神经的

作用很明显。用老鼠进行实验表明，吸烟会增加多巴胺的转移。由于多巴胺可能影响到黄体化激素的分泌，这可能有助于阐述吸烟与包括早绝经在内的各种月经失调之间的关系。

061 孕妇慎饮普洱茶

孕妇和乳母不适合多喝普洱茶。浓茶中含有的咖啡因浓度高达 10%，会影响孕妇心率。乳母多喝茶会影响乳汁分泌，茶中的咖啡因可渗入乳汁并间接影响婴儿，对婴儿的健康不利。

062 妊娠三个月宜采取的饮食调理

凡是能吃的东西，就毫不犹豫地吃下肚子去；但是尽可能选择营养价值高的种类，一定不要让肚子饿着，早上一起床就马上吃些咸饼干或喝些牛奶，然后再去洗漱；由于孕妇体内新陈代谢率提高，要供应大量水分，但饮水也有学问，饭前少饮，饭后或吃了固体食物后要大量饮水，牛奶、汤、果汁、水果、新鲜蔬菜可大量食用。一定要摄取丰富的维生素和矿物质，原因是一个新生命的萌芽、发育、成长和新陈代谢的提高等完全离不开丰富的维生素和矿物质，尤其是维生素 B 缺乏时孕妇呕吐会更严重。在孕吐时对味道较敏感，凉的东西味道不重，较合胃口，所以，米饭、副食、菜等可在尚有余温时食用，但不能太冷；为了增加孕妇的食欲，孕妇可适当地食用少许辣味食物，此外，因孕吐反应，食物要清淡，避免食用过分油腻和刺激性强的食物。

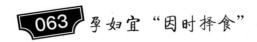

孕妇宜"因时择食"

"因时择食"是指妇女怀孕后，一要注意根据妊娠的月份不同，随时更换食谱；二要随着季节的变化，在饮食上有所改变。

中医学认为，"人与天地相应，与日月相参"，自然界气候的变化，时时影响着人体的生理规律，孕妇更容易受到影响。因此，随着胎儿在孕妇体内的生长发育，其营养需求不同，故孕妇的饮食不应千篇一律，应根据胎儿和胎盘的成长，适应其生理性、代谢性需要，采取适宜的饮食。

1. "逐月养胎"法

《千金要方》里曾记载有关"逐月养胎"的饮食法。

妊娠1个月时，胚胎刚刚形成，此时饮食应精细熟烂，在主食上可多吃点大麦粉，副食调味方面以酸味为主。因为孕妇多喜食酸，而中医学认为，酸味入肝，能补肝以养胞胎。对于辛辣腥膻的食物宜少食或不食，以免影响胎气。

妊娠2个月时，孕妇早孕反应较严重，为防止呕吐，可以在起床前吃些干食，如烤馒头片、饼干等，不要吃汤菜或稀粥，晚餐后一般呕吐减轻，因此晚餐可吃得丰富些。另外，少量多餐或吃清淡可口、少油腻的食物，也有益于防止孕吐。

妊娠3个月时，孕妇易喜易怒，因此，宜服雄鸡汤，取肥公鸡1只炖汤，加甘草、党参、茯苓、阿胶各6克，黄芩、白术各3克，麦冬9克，白芍12克，大枣12枚，生姜3片，能调肝养胎。现代营养学认为，为了满足胚胎组织的正常发育，必须保证蛋白质尤其是完全蛋白质的供给。这需要比平时稍多吃点瘦肉、鱼、蛋和大豆制品。

妊娠4个月时，可多吃些粳米，倘若孕妇想呕吐又不欲食者，应喝点菊花汤：乌鸡1只，菊花10克，麦冬5克，阿胶9克，党参3克，甘草、当归各6克，生姜15片，半夏12克，大枣12枚。炖汤食用，可调和胎气、清肝养胎。

妊娠5个月左右，是胎儿发育生长最迅速的时期，对营养的需求最大，因此，本阶段的饮食原则不仅数量要多，质量也要求较高。古人特别提出要吃点羊肉、牛肉等营养丰富的食物，一般说来，每天应吃 1 ~ 2 个鸡蛋，50 ~ 100 克瘦肉，100 ~ 150 克大豆制品，500 克左右蔬菜。如能常吃些动物肝脏、血、骨头汤、鱼类和新鲜水果更好。海带、紫菜、海米、虾皮等海产品，芝麻、花生、核桃等硬果类，对孕妇尤为有益。

妊娠 6 个月时，宜少吃寒凉饮食，可多吃些粳米粥，也可食麦冬汤，即以麦冬 10 克，白术、白芍、黄芩、甘草各 6 克，干地黄 9 克，阿胶 12 克，生姜 18 片，大枣 15 枚组成，再选乌雌鸡 1 只加入上述诸药炖汤，对孕妇有较好补益作用。这样能使肌肉、皮肤致密、外邪不易入侵。

妊娠 7 ~ 9 个月，为妊娠后期，胎儿日趋成熟，饮食原则应因人而异。若胎儿发育较好，孕妇又较胖的，则应稍稍限制一些饮食，以防胎儿长得过大而给分娩造成困难；相反，若孕妇体质较差，胎儿发育又不太好，则应加强营养，吃得更好一些。

2. 根据季节选择饮食

春天，万物复苏，人体之阳气亦随之升发，此时应养阳，在饮食上要选择一些能助阳的食品，如葱、荽、豉等。在饮食品种上，也应由冬季的膏粱厚味转变为清温平淡。孕妇一定要多吃些蔬菜。中医学还主张："当春之时，食味宜减酸益甘，以养脾气，不可饮酒，米面团饼不可多食，致伤脾胃，难以消化。"

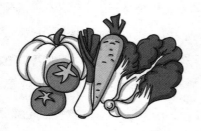
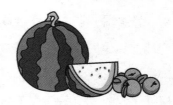

夏季，酷热多雨，暑湿之气易乘虚而入，人们的食欲降低，消化力也减弱，因此，在膳食调配上，宜少食辛甘燥烈食品，以免过分伤阴，多食甘酸清润之品，如绿豆、西瓜、乌梅等，但不宜饮冷无度，这对孕妇尤为重要。

秋天，气温凉爽、干燥，人们的食欲逐渐提高，再加上各种瓜果大量上市，应特别注意"秋瓜坏肚"，立秋之后不论是西瓜还是香瓜、菜瓜，都不能任意多吃了，否则会损伤脾胃的阳气。因气候干燥，在饮食的调理上，要注意少食用辛辣的食品，如辣椒、生葱等。宜食用芝麻、糯米、粳米、蜂蜜、枇杷、甘蔗、菠萝、乳品等柔润食物。

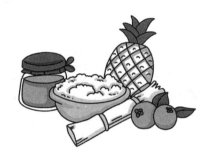 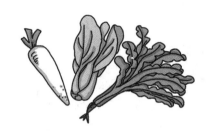

冬天，气候寒冷，虽宜热食，但燥热之物不可过食，以免使内伏的阳气郁而化热。饭菜口味可适当浓重一些，有一定的脂类。因绿叶蔬菜较少，故应注意摄取一定量的黄绿色蔬菜，如胡萝卜、油菜、菠菜、绿豆芽等，避免发生维生素 A、维生素 B_2、维生素 C 缺乏症。为了防御风寒，在调味品上可以多用些辛辣食品，如辣椒、胡椒、葱、姜、蒜等。此外，炖肉、熬鱼、火锅亦可多食一点。冬季切忌食黏硬、生冷食物，此类食物属阴，易伤脾胃之阳。对于孕妇来说，冬季是饮食进补的最好时机。

064 孕期营养不宜太多太好

准妈妈吃得又好又多，就能使肚子里的宝宝健康且营养全面吗？在雅培举行的"分享，孕期感动一刻"主题活动上，主办方公布了"孕期生活习惯网络调查"。结果显示，目前孕产妇营养过剩的比例偏高，超过 66% 的孕妇认为自己的营养十分充足，甚至达到过剩状态。

雅培特邀专家、中福会国际和平妇婴保健院沈月华教授说，孕期营养并非越多越好。正所谓过犹不及，营养过剩和营养不足都会影响母亲健康、胎儿正常发育。沈月华说，孕期多种并发症如孕期糖尿病、妊高征、高血脂等，均与饮食不当有关。即使是水果、牛奶类的食物，准妈妈也不宜无限制地摄入。

065 妊娠期日常保健宜与忌

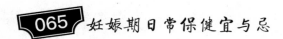

1. 宜注意足部保健

足部是人类的"第二心脏"，有许多孕妇在怀孕 3 个月后，从趾下面部分开始浮肿，6 个月后整个足部水肿，分娩前夕，足和腿的水肿相当突出，走路时难以平衡。随着体重的增加，血液循环不畅，足底产生很大的压迫感，进而促使腰痛症状加剧，使胎儿也受到压迫，影响胎儿的正常发育，为此，孕妇从怀孕 3 个月起，应换穿对双足负担小、行走方便的鞋为好。最重要的是鞋跟要低，宜在 2 厘米以下，如果跟高，会增加足和腰部的负担；宜选择宽松、轻便、透气性好的天然材料制作的鞋，避免穿合成革皮鞋或尼龙鞋等，以防沉重、不透气的鞋加重足部水肿。

2. 孕妇穿着宜与忌

一些身体较好、胎儿发育较快的孕妇，在妊娠 4 个月后，肚子就会一天天大起来，原来的服装就会不合体，那么，孕妇怎样穿着才有利于妊娠呢？

一般地说，对于过去的衣服，只要合身就穿，不要以孕妇服装为限。所谓孕妇服装的造型、结构、面料、颜色等，都要考虑到孕妇的特殊体型、容易疲劳的身体和不太好看的脸色。

孕妇服装一般分为连衣裙、上下分体式套装两大类，连衣裙的造型特色是上窄下宽，这种款式设计服装让孕妇穿在身上腹部不显现，且有安定的立体感；而上下分体式一般有上衣，裙子或裤子两种搭配。其中上衣的长度一定要盖过腰腹部，如果是短大衣，则最好盖过臀部，这样穿起来可显得潇洒些。

此外，孕妇服装的整体造型要简洁、宽松，温暖适宜，孕妇不要穿紧身衣服，它会使孕妇身体的平衡发展和自然发展受到约束，感觉不舒服。

3. 一些花木在室内养对孕妇不宜

夜来香在夜间排出废气，会使高血压和心脏病患者感到郁闷；松柏类树木放出的香气会影响人的食欲，使孕妇感到恶心；洋绣球会使人产生变态反应；杜鹃花的植株和花含有毒碱，过多接触会使人的毛发脱落。以上这些花卉最好不要在室内放置。

4. 宜注意一些职业有害因素对妊娠的影响

近年来的研究表明，孕期因职业原因接触有害因素与妊娠剧吐、妊娠高血压、妊娠贫血等妊娠并发症的发病有关。如孕期接触氯乙烯、铅、苯系混合物及剧烈噪声的女工，妊娠高血压综合征的发病率明显增高；孕期接触苯系混合物及抗癌药时，贫血发病率增高；孕期接触强烈噪声及抗癌药，妊娠剧吐发病率增高。

接触有害职业因素与自然流产的关系，一直是人们研究的重点。在我国目前的生产条件下，孕期接触铅、苯系混合物、二硫化碳、氯丁二烯、抗癌药、高强度噪声有使自然流产发生率增高的危险；职业性接触铅、抗癌药、高强度噪声有使早产发生率增高的危险。

066 妊娠用药宜忌

妊娠期患病，必须治疗。有病不治，亦可影响胎儿。妊娠期胎儿处于发育成长过程的不同阶段，其生理情况也与成人不同，如用药不当，可能产生不良后果，甚至对胎儿有致死、致畸及发育不全的影响，故必须慎重选择疗效确切、对胎儿较安全的药物。

药物是用以预防、治疗及诊断疾病的物质，以药物与机体相互作用的关系来说，药物可使机体细胞、组织、器官发生功能变化，而机体也可使药物发生化学变化。药物对胎儿的影响可以是直接的，也可以是间接的。大多数药物都可通过胎盘从母血进入胎儿体内，药物对胎儿的影响主要在于孕妇用药的时期。妊娠早期胎儿胎盘循环已经形成，药物极易通过胎盘进入胎体，胎儿细胞已开始定向发育，难以通过细胞分化的代偿来修复受损的细胞，一旦受到有害药物作用，极易发生胎儿畸形。妊娠晚期用药，由于胎儿已较成熟，药物的主要影响是胎儿各系统的功能，可引起胎儿发育障碍，特别是肝功能和中枢神经系统障碍更为突出，甚至导致胎儿死亡。

妊娠期子宫增大，盆腔瘀血，孕妇易发生大便干结，若此时用强烈泻药，可使子宫剧烈收缩而引起早产。四环素、氯霉素是妊娠期禁用的抗生素，是典型的致畸形药物。四环素通过胎盘，使胎儿发育受阻，导致胎儿四肢发育不良和下肢畸形，妊娠 12 周前使用四环素有发生先天性白内障的危险；妊娠中期服用四环素引起牙蕾发育不良，牙齿发黄；妊娠晚期服用四环素，易引起肝衰竭，原因是胎儿肝脏的葡萄糖醛酸产生不足，肝脏解毒功能差而造成的。妊娠期服用氯霉素后，易引起血循环及造血功能障碍，呼吸功能发育差，表现缺氧发绀，消化系统发育较差，皮肤苍白，临床上称为"灰婴综合征"；还可引起新生儿血小板减少症。此外，庆大霉素、卡那霉素可引起前庭功能障碍、肾功能损害，表现为新生儿先天性耳聋和前庭损害，平衡功能失调。红霉素在妊娠期不要轻易使用，能引起肝功能损害，表现为皮肤黄染、肝大、食欲差等。

妊娠期应用甲硝唑要慎重，甲硝唑对细菌有致突变作用，孕妇服用后使胎儿致畸的危险性也较大；磺胺类药物较易透过胎盘进入胎体，这类药物与胎儿血中胆红素竞争血清蛋白，使大量胆红素不能与血清蛋白结合而形成游离胆红素，游离胆红素通过血 – 脑脊液屏障进入脑神经细胞，引起胆红素脑病，是脑性小儿麻痹症的重要病因。

妊娠期患感染性疾病选择青霉素较安全，青霉素药物对人的毒性很小，是孕妇的首选抗生素，常用的青霉素，细菌对其药物易产生耐药性，尤其金黄色葡萄球菌产生的青霉素酶，可破坏青霉素的化学结构，耐酶的青霉素有苯唑西林和邻氯西林，常用广谱青霉素有氨苄西林、羧苄西林，头孢菌素属于广谱、耐酶抗生素，疗效高，毒性低，孕妇应用较为安全，目前已用到第三代。

　　妊娠早期用抗肿瘤药物中，烃化类（抗代谢药）可导致流产、胎儿畸形或发育障碍，甚至能导致胎儿死亡，在妊娠16周以后使用这类药物是比较安全的。

　　药物在妊娠期不仅可治疗疾病，也常用于预防或治疗胎儿疾病，如临产前服用糖皮质激素类药物，可促使胎儿呼吸系统成熟，以免早产儿发生肺透明膜病（呼吸困难综合征）。

　　总之，妊娠用药必须要有一定指征，要权衡利弊，做到合理用药，切忌偏滥，一般认为用药剂量大、时间长、注射用药，对胎儿造成有害影响的机会增多，在正确选择和合理用药时，宜采用短疗程、最小有效剂量，长期应用应更换品种，这样常可避免或降低对胎儿的损害程度。

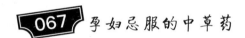 **067　孕妇忌服的中草药**

　　有不少人认为，现在常用的中草药中不少是天然植物，原汁原味，无毒，无不良反应。但并不尽然，在中草药中有许多是有一定毒性的，如下所述。

　　（1）能够通窍走窜的草药，如麝香、穿山甲、皂荚、蟾酥等。

　　（2）有一定毒性的草药，如蜈蚣、斑蝥、马钱子、天雄、生半夏、乌头、生南星、砒石、轻粉、雄黄、水银、地胆等。

　　（3）破血药，如三棱、益母草、干漆、水蛭、虻虫、瞿麦、蟹爪、莪术等。

　　（4）攻下、逐水药，如巴豆、芦荟、番泻叶、牵牛子、葵子、藜芦、甘遂、芫花、大戟等。

　　（5）一些活血祛瘀药，如桃仁、红花；泻下的大黄、芒硝；理气的枳实；产热的干姜、附子、肉桂等。

　　在一些中成药中，包含有孕妇忌用、慎用的中药，这些中成药说明或用法上注明"孕妇忌服"字样，例如牛黄解毒丸、紫雪丹、跌打丸、至宝丹、六神丸、大小活络丹、苏合香丸、舒筋活络丸、开胸顺气丸等；另外，防风通圣丸、藿香正气丸、蛇胆半夏末等也要慎用。

有的人平时稍有不适，便自己选两种中成药服用，在妊娠期切不可这样做，如须服药，应到医院，在医生指导下服用，以免对胎儿造成危害。

068 孕中疾病防治宜与忌

1. 妊娠水肿宜采取的饮食治疗措施

妇女妊娠 6 个月发生肢体水肿，称为"妊娠水肿"。如果只见足踝部至小腿部轻度水肿，且无其他不适症状，多属于正常生理现象，不需任何治疗，产后会自然消退，对健康毫无影响。但有些孕妇在妊娠后的前 6 个月就发生了较严重的水肿，甚至大腿、外阴乃至全身明显水肿，或发生渗出、流水等现象，同时伴有心悸气短、尿量减少、疲乏无力，血压增高等症状，则属病态改变。此时妊娠者除遵医嘱服用药物外，进行科学的饮食调治，也是减轻症状，促进康复的一个重要方面。

（1）限制水、钠的摄入：临床资料表明，限制水、钠的摄入为治疗水肿的重要措施，约有 20% 的妊娠水肿者，仅仅限制水、钠，注意饮食营养与休息即可使水肿减轻或消退。对于重度水肿而少尿者，可无盐饮食，待病情好转，水肿明显消退，尿量增加后可吃低盐（每日 2 ~ 3 克或酱油 10 ~ 15 克）饮食以减少钠潴留。有重度水肿的病人对水分的摄入，每天除去主副食、水果中含的水分外，应尽量少饮水，如感口渴，可饮少许以滋润口腔。

（2）维生素的供给：B 族维生素对促进消化，增加食欲，保护胎儿具有重要的生理意义。维生素 E 可增强机体抵抗力，改善新陈代谢，有利尿、解毒的作用。维生素 E 可预防早产。所以，妊娠水肿的病人应经常吃一些新鲜蔬菜和水果，以保证各种维生素的供应，满足机体的需要。

（3）食物要细软、无刺激性：妊娠水肿的病人，一般都有不同程度的消化道症状，如口淡无味、腹胀、食欲缺乏、消化不良等。所以，平时所吃食物要细软清淡、容易消化，以软饭为佳。宜少食多餐，并少食或勿食油腻煎炸食品。易引起胀气的食物如洋葱、土豆、红薯、韭菜等，刺激性调味品如胡椒、芥末、辣椒及各种酒类均应忌食。

下面介绍几则医治妊娠水肿的民间食疗方法，以供选用。

①鲜鲤鱼 150 克，去鳞掏内脏，洗净放入锅中，加适量水及粳米，煮粥淡食，每日 1 次，连用 5 ～ 7 天。

②冬瓜 250 克，赤小豆 30 克，加水煮汤内服，每日 2 次，连用 10 天；或赤小豆、冬瓜皮各 30 克，水煎服。

③玉米须、薏苡仁各 30 克，洗净，加水适量煎煮，代茶饮之，用 5 ～ 7 天。

④白术 12 克，赤茯苓、车前子各 15 克，生姜 3 片，大葱 10 克，用鲤鱼或鲫鱼汤煎服，每日 1 剂，连服 5 天。

2. 妊娠反应宜采取的保健治疗措施

妊娠呕吐又称"孕吐"，是指妇女怀孕早期出现的恶心和呕吐。它妨碍孕妇饮食，重者可使孕妇迅速消瘦，甚至影响胎儿的生长。对孕吐患者应从解除妊娠顾虑、调理脾胃入手，饮食上要吃清淡、稀软、富有营养、易于消化的食物，少食或不食油腻厚味。同时，可选用下列妙方进行对症治疗。

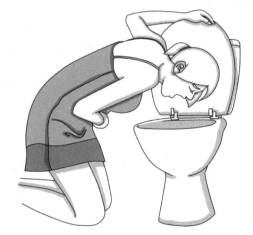

（1）食疗：新鲜苹果皮 60 克，大米（炒黄）20 克，水煎代茶饮用。或用生姜 9 克切细加入大米稀粥内，煮沸后食用。或取百合 75 克放在清水里浸泡一夜，捞出加清水煮热后，再加一个鸡蛋黄搅拌均匀，用文火煎煮待温服之。

（2）药膳：鲜鲫鱼 1 尾（约 250 克），砂仁粉 3 克，油、盐各适量。制作时，先将鱼鳞及肠杂去掉，洗净后把砂仁粉、油、盐拌匀，嵌入鱼腹内，再用豆粉封住切口，然后置于盘里加盖，隔水蒸熟即可食用，每日 1 次，连服 3 ～ 5 天即可见效。此方对体弱孕妇尤为适宜。

（3）验方：炒麦芽 15 克，陈皮 6 克，藿梗 10 克，加水适量煎服。对脾虚失运者可加白术 10 克，砂仁 2 克；口苦心嘈者可加川黄连 2 克，黄芩 10 克；胃阴不足者可加北沙参和大麦冬各 10 克。以上药物连服 3～5 剂，可缩短反应时间或减轻呕吐症状。

（4）姜片贴敷：鲜生姜切成直径 1 厘米大小的薄片，用开水稍烫热后，即贴敷在内关穴（两手掌面的腕关节正中间上 2 寸两筋之间）和足三里穴（两膝下 3 寸的胫骨外一横指处）上，用伤湿止痛膏或医用胶布固定，每日换 1 次，连续贴敷 4～6 次，可止孕吐。

此外，有关专家认为，对孕吐患者还可用耳针、体针针灸神门、足三里等穴位，或服用维生素 B_6、氯丙嗪等药物，具有一定的镇静止吐功效。

3. 孕期宜防感染

十月怀胎，一朝分娩。当父母的都希望拥有一个健康、美丽、聪明的孩子，然而灾难有时却不期落在某些不幸的家庭中。某产妇经历了分娩的阵痛，孩子呱呱落地，但助产士发现这胖胖的男婴全身布满大小不等的水疱，双踝和双腕发育异常。经化验检查，诊断为宫内单纯疱疹病毒感染，胎儿存活仅仅 3 天。另一孕妇产出一个先天性心脏病伴白内障、耳聋的婴儿，多处求医，最后确诊为先天风疹综合征。

在优生知识非常普及的今天，人们已懂得近亲结婚、遗传性疾病、环境污染、孕期服用某些药物均可能影响胎儿，甚至造成胎儿先天畸形，但对于孕期病毒、原虫等感染也可能导致胎儿先天异常，却没有明确的认识。

20 世纪 70 年代初，一些医学专家研究发现，孕期被巨细胞病毒、单纯疱疹病毒、风疹病毒、弓形虫等病毒感染，都可造成新生儿小头畸形、先天性白内障、脉络膜视网膜炎、脑积水等相似的损害。被感染的新生儿在出生时表现正常，但随年龄的增长，在学龄前后可能出现耳聋、智力低下等异常。这些专家将弓形虫病、风疹、巨细胞、病毒、疱疹、梅毒感染，按其英文字头，归纳为 TORCHS 综合征。国外有关文献指出，TORCHS 宫内感染，可以造成流产、死胎、死产、早产、先天畸形，以及胎儿宫内发育迟缓。

　　巨细胞病毒的感染多受社会经济条件的影响，社会经济条件低，卫生条件不好，感染率就高。单纯疱疹病毒除了受社会经济条件影响外，单纯疱疹病毒Ⅱ型还与既往的活动史有关。国外近 20 年来，单纯疱疹病毒感染率明显升高，宫内感染的新生儿也随之增多。单纯疱疹病毒不仅能致胎儿宫内感染，经产道也可造成严重的新生儿单纯疱疹感染。被感染的新生儿 70% 死亡，幸存者 50% 有中枢神经系统后遗症。由于病儿 50% 皮肤无水疱，极容易误诊。所以，对于单纯疱疹感染的防治，越来越受到临床工作者的重视。

　　风疹的流行有明显的季节性，春季为高峰。国外广泛使用风疹疫苗，因而控制了风疹的大流行，先天性风疹综合征明显减少。

　　弓形虫病属于一种寄生虫感染，猫是弓形虫的终宿主，人及羊、狗、牛、家禽等为中间宿主。人饮用了被猫粪污染的水或抓过生肉的手未洗净又去拿熟食，以及吃了未熟透的肉制品都会被感染。孕期弓形虫可以通过胎盘感染胎儿。

　　孕妇 TORCHS 感染多为隐性，无明显的临床症状，但却可以造成胎儿子宫内感染，引起胎儿异常。TORCHS 感染的诊断，最常用的是检测血中的特异性抗体，如能从尿和宫颈分泌物中分离病毒，则更能协助诊断。通过对孕妇在孕期中的检查随访，可以预防 TORCHS 感染对胎儿的影响，及时发现问题，并做适当的处理。如 1 名孕妇，经检测血特异性抗体，提示巨细胞病毒原发感染，医生对她密切随访观察，发现胎儿生长不良。中孕时做 B 超检查，怀疑为无脑儿而做引产，引产出的胎儿为无脑伴多发畸形。也有 1 位被诊断为弓形虫感染的孕妇，给予乙酰螺旋霉素治疗后，生了一正常婴儿。还有 1 位孕晚期的孕妇产前宫颈分泌物分离出单纯疱疹病毒的产妇，选择剖宫产，防止了新生儿经产道感染。如果产后已确诊婴儿为单纯疱疹病毒感染，可以用阿昔洛韦（无环鸟苷）治疗。

　　由于孕早期 TORCHS 感染对胎儿的影响最严重，孕妇在这段时间应尽量少去公共场所，尤其风疹流行季节要少外出，别过于劳累，加强早孕保健，不接触猫、羊、家禽等，不吃生的或未熟透的肉制品。有条件的地区，应开展孕期 TORCHS 感染筛查，如检测到胎儿确已受损，应尽早做治疗性人工流产。

4. 不宜忽略孕妇感冒所致的后果

病毒性感冒是冬春季节流行的一种常见病，轻症仅有鼻塞、流清鼻涕、头痛和咳嗽；重症可有高热并伴四肢疼痛等。绝大多数于发病3～4天，至多7～8天可不治自愈。通常不会引起严重后果。但在妊娠期患病毒性感冒，无论对孕妇本人或胎儿都可能带来危害。近年来，国内外对这个问题已引起了高度的重视。

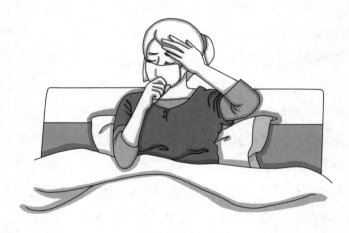

（1）感冒对孕妇的危害大：由于种种因素，怀孕妇女容易受到感染而引起疾病。据统计，病毒性感冒流行季节，在同龄妇女中，孕妇的感冒发生率要高出一般妇女2倍以上。此外，孕妇受病毒感染后，病毒在孕妇体内迅速增殖，发病多较严重，且容易并发肺炎等重症并发症，倘若进一步恶化则可导致死亡。据报道，在因病毒性感冒致死的妇女中，孕妇要比非孕妇高2～4倍。孕妇感染病毒的时间越接近妊娠后期，发病也越为严重，预后也越危险。由病毒性感冒致死的患者，多死于妊娠末期至产后3天以内。

（2）感冒易致流产、早产和死胎：很早以前，就有人观察到妊娠期妇女患重感冒后，容易造成流产、早产或死胎。当时认为可能是因为咳嗽引起了子宫收缩的缘故。但事实上，有许多孕妇即使咳嗽十分剧烈，也未发生流产。对于这种流产的真正原因，一直是医学上的一个谜。随着病毒分离检测技术的进步，人们也开始了解到感冒时的流产、早产或死胎与病毒感染有密切关系。

国内外学者在这方面做了大量工作，几位美国学者用精确的实验方法检查了611例孕妇被各种感冒病毒感染的情况，然后详细统计每种病毒感染后出现早产、流产或死胎的数据，他们发现凡是受到流感病毒感染过的孕妇，早产率为未感染孕妇的1.5倍，流产及死胎率分别为未感染孕妇的1.8倍。学者们还发现，如果在妊娠初期被感染，流产、畸胎等异常情况的发生率，要比妊娠后期被感染者偏高。

5. 预防中暑孕妇宜采取的保健措施

炎热的夏天，确实是令人困扰的日子。对孕妇来讲，更是怕过炎夏酷暑。孕妇新陈代谢旺盛，故特别怕热，由于皮肤的汗腺分泌增加，比平时出汗更多，容易引起汗疹。同时，孕妇对高温耐受能力差，还易发生中暑。因此，孕妇如何安排好夏天的生活甚为重要，不仅有利于自身健康，而且对胎儿发育大有裨益。下面就衣、食、住、行方面提出值得注意的六点建议。

（1）勤洗澡：孕妇阴道分泌物多，应注意勤洗澡，以保持自身的清洁。洗澡时宜用淋浴、冲洗或擦身，但不可盆浴。至于用水问题，可根据平素的习惯而定，冷水或温水均可使用。不过，洗外阴部最好用温开水，以防造成感染。

（2）勤换衣：尤其是内衣要常换洗，以保持身体清爽。内衣要选择通气性、吸湿性好的纯棉织品，而不宜用透气、吸湿性能差的化纤布。衣服最好宽大些、不贴身，以保持凉爽。

（3）卧室要采取一些防暑降温措施：房间要勤开窗，让空气流通，阳光照到的窗户要挂窗帘。要防止室温过高或过低。

（4）饮食宜清淡：孕妇夏天常有食欲减退现象，炎热的气候能使早孕反应加重，故饮食宜清淡、可口或少吃多餐。可多吃些消暑的食物，如番茄、西瓜或金银花露、决明子茶、菊花茶等清凉饮料，多喝些绿豆汤、冬瓜汤可起到防暑利尿的作用。

（5）要有足够的时间休息：每晚至少有7~8小时的睡眠，天气过热夜间往往睡眠不佳，午睡显得更为重要，最好睡上1小时。

（6）尽量减少外出：避免阳光直射，必须出门时，应带上遮阳用具如太阳帽、凉伞等。

6. 小儿维生素 D 缺乏病从怀孕时预防

小李分娩了，丈夫和家人十分高兴。可是医生告诉他们，婴儿患有维生素 D 缺乏病，因为孩子的前囟门特别大，与后囟门连在一起，头颅摸上去犹如乒乓球样，肋骨平坦、肋骨与肋软骨连接处粗大。这是怎么回事，维生素 D 缺乏病是小儿得的病，孩子刚生下来哪来的维生素 D 缺乏病？原来孩子的维生素 D 缺乏病是娘胎里带来的，这叫胎儿维生素 D 缺乏病。胎儿一旦患上了维生素 D 缺乏病，出生以后全身抵抗力差，容易并发感染性疾病，因此要加强预防。孕妇必须从以下几方面入手。

（1）消除疾病因素：妇女怀孕以后，由于内分泌激素水平的改变，加之增大的子宫对腹腔脏器的压迫，容易患慢性肠道疾病、慢性胆囊炎、阻塞性黄疸、慢性肝炎、慢性肾炎等，这些疾病均会影响维生素 D 的吸收与代谢。所以孕妇应当积极有效地治疗这些疾病。

（2）营养合理：胎儿在母体内生长发育，需要大量的营养物质，必须由母体供给，而母体提供的营养物质大部分是从食物中摄取的，孕妇若偏食挑食，进食少，会发生营养不良，从而使孕妇体内维生素 D、钙、磷的水平下降，胎儿从母体摄取这些物质也减少，就导致了维生素 D 缺乏病。因此孕妇必须经常吃些富含维生素 D、钙、磷的食品，如鱼、蛋黄、动物肝脏、骨头汤等。

（3）多晒太阳：人的皮肤中有一种叫作"7- 脱氢胆固醇"的物质，它受阳光中的紫外线照射后，可转化成维生素 D。若孕妇能经常晒晒太阳，一般是不会缺乏维生素 D 的。值得注意的是，紫外线穿透力弱，玻璃、衣服、雾均可阻挡，在夏天有的孕妇怕晒太阳，足不出户，或者从头到脚穿得严严实实，这样就得不到内源性维生素 D，以致造成维生素 D 缺乏，胎儿就易患维生素 D 缺乏病。

（4）加强监测：孕妇可通过测定，了解钙、磷等微量元素的含量。如果钙、磷乘积小于 20，必须及时补充鱼肝油制剂，以早期预防胎儿维生素 D 缺乏病。

7. 妊娠晕厥宜采取的保健方法

无明显诱因而突然发生头晕、跌倒，即晕厥，是孕早期常见的现象。造成这种现象的原因有：血管舒缩功能不稳定，久立，久坐时，血液淤滞于下肢及内脏；在高温环境下或沐浴的水温过高时，皮肤血管扩张，均可使回心血量减少，导致低血压及暂时性脑缺血反应。此外还可见于妊娠反应伴发的低血糖反应。

预防措施，主要是避免久立久坐及剧烈的下肢运动，防止突然的体位变化（由蹲位或坐位突然站立），不在高温环境下久留及避免沐浴时水温过高，实行少食多餐或正餐间加以辅助餐，就可以保持血压及血糖水平稳定，减少晕厥的发生。

若感到头晕欲倒时，应就地蹲、坐或躺下，以免发生意外损伤。晕厥为一过性的，一旦发生，不必惊慌失措。有条件时可针对原因处理，如由于低血压引起者，可饮用咖啡或茶水；低血糖者喝糖水。若发作频繁或伴有其他症状时，应到医院查明原因。

8. 妊娠鼻出血宜采取的保健方法

两鼻孔中间的隔板称为鼻中隔，将鼻腔分为左右两部分。鼻中隔前下方黏膜的血管丰富，位置表浅，当气候干燥或局部外伤时，便容易破损而出血。

鼻出血（鼻衄）是日常生活中较为常见的情况，孕妇更容易发生。这是因为怀孕后体内的雌激素水平较未孕时增高数十倍，受该激素影响，鼻黏膜肿胀，血管扩张的缘故。

一旦发生鼻出血，不要惊慌。坐下来，将头部微仰，立即用手指将出血侧的鼻翼向鼻中隔方向压紧；双侧出血时，则用拇指及示（食）指分别将两侧鼻翼压向中隔，以压紧鼻中隔前下方最常发生出血的部位；若有干净的棉花塞入后再压更好，一般压迫5分钟多可止血。在额部、颈部以冷毛巾（或冰水毛巾）敷上可以促进局部血管收缩，可减少出血并加速止血。经压迫仍不能止血时应及时到医院诊治。当头部微仰时，鼻内流出的血可自鼻后孔流入咽部，应吐出。

孕妇若反复、多次发生鼻出血，应予重视，需要到医院进行详细检查，是否存在局部或全身性疾病，以便针对原因，彻底治疗。

9. 宜注意不要发生妊娠贫血

妇女妊娠以后，为了满足胎儿生长发育的需要，身体内的循环血容量增加，比怀孕前大约增加了 1 / 3，然而，其中血浆的增加超过了红细胞的增加，致使血液明显稀释，因而血红蛋白的浓度降低，由怀孕前的 120 克 / 升降至 100 克 / 升，这种现象称为生理性贫血（即稀释性贫血），这是由于适应怀孕期间的各种需要，血浆增加较多而造成的相对性贫血，并非真正意义上的贫血，故对身体是无害的。只有在各种因素的影响下，孕妇血液中的红细胞数低于 3.5×10^{12} / 升，血红蛋白下降至 100 克 / 升以下时，才属于病理性的贫血。这是妊娠期最常见的并发症之一，其中以缺铁性贫血最多见，其次是巨幼红细胞性贫血。

缺铁性贫血。此种贫血可能在怀孕前就有。因为妊娠而加剧，也可能在怀孕后才发生。随着妊娠的发展，铁质缺乏性贫血将愈来愈明显，这是因为孕妇对铁质的需要往往超过摄入量。妊娠期间，胎儿与胎盘的发育及子宫的长大都需要大量铁质。

10. 宜了解妊娠后期皮肤瘙痒症发生的原因

身体健康的孕妇在妊娠中后期发生全身性皮肤瘙痒，四肢及躯干抓痕累累。此症多由于肝内胆汁淤积所致，其病因尚不明了，有报道称约 1 / 3 病例有家族史。

胆汁的主要成分是胆盐及胆色素。由肝细胞分泌，经过肝毛细胆管及肝胆管进入胆囊。正常时，进食后刺激胆囊收缩使胆汁排入十二指肠。胆盐可乳化脂肪，协助其消化与吸收，并能促进脂溶性维生素的吸收。

肝内肝汁淤积时，胆汁反流入体循环中，血中胆盐浓度随之增高，多余的胆盐沉积于皮肤内产生刺激而致瘙痒，症状轻重不等。部位以四肢明显，躯干较轻，鲜有累及面部者。可外用止痒剂或服考来烯胺（消胆胺）。

有些病例在发生皮肤瘙痒数日至数周后出现黄疸，表现为皮肤及巩膜发黄，并可伴有轻度恶心、乏力、腹泻及腹胀等症状，对此应予足够重视，及时就医，以排除病毒性肝炎等严重疾病。肝内胆汁淤积的孕妇容易发生胎盘功能不全、胎儿宫内窒息、产时及产后出血等并发症。属于高危妊娠患者，必须遵从医嘱、酌情住院治疗、随诊及监测。绝大多数于分娩 1 ~ 2 周内瘙痒及黄疸自行消退，预后良好。

此外孕妇在妊娠晚期常有腹壁皮肤瘙痒，这是由于腹壁过度伸展出现妊娠纹及腹壁的感觉神经末梢受到刺激的缘故，非胆汁淤积所致，症状常轻微，不需要治疗。

11. 堕胎、流产宜采取的药膳治疗

禀赋素弱，肾气不盛，胎之不实；或脾胃有病，精亏血少；或房事不慎，暗损精血，虚则提摄不固，灌溉不周，冲任虚弱，胎失荣养而致殒堕。或因热病温疟，或由跌仆闪挫，或为七情所伤，或由饮食不慎，或过服暖补，反为药害等，导致气血失调或胞脉受伤，损伤胎系，以致殒堕。症见：怀孕早期出现阴道流血多量，色红有块，小腹坠胀，或有胎块排出乃为堕胎之象。怀孕 4 ~ 7 个月，出现小腹疼痛，阵痛紧迫，会阴坠胀，或有羊水溢出，继而出血，出血量多，甚或大出血，此即流产之兆。除上述征象外，或见气短，心悸，或面色苍白，或头晕烦闷，或眼花恶心，脉滑或涩，或细数。宜用活血逐淤、养血止血药膳治疗。

（1）银苎酒

原料：苎麻根（锉）80 克，纹银 200 克，清酒 1 杯。

制作：上物以水一大杯，煎至半杯，去渣。分 2 次温服。

功效：活血养血，适用于妊娠胎动欲堕、腹痛难忍。

（2）苜蓿汁水蒸蛋

原料：苜蓿子 3 克，鸡蛋 2 个。

制作：苜蓿子捣烂，加水煮 20 分钟，取汁 1 碗，倒入打匀的蛋液中，隔水蒸至凝膏。每日 1 ~ 2 剂，连服 1 周。

功效：理气活血安胎，适用于堕胎、流产。

12. 滑胎宜采取的药膳治疗

母体先天不足，或后天受损，以致女精不健；或父体先、后天原因以致男精不壮；或因男女双方皆不足，或近亲婚配，影响胎之发育，不能成实。此外，因气血亏损，不能荫胎或由素体阴虚，因妊益虚，内热伤胎，以致屡孕屡堕。还有因孕后起居不慎，房事不节或情志不调，或稍有劳作便致滑堕的，但亦是胎之本弱所致。症见：屡

孕屡堕，甚或应期而堕，体质纤弱，腰膝酸软，精神萎靡，面部黯斑，或心悸气短，或有月经不调，或滑胎后又难于再孕，夜尿频多，脉沉弱，舌质淡嫩，苔薄白。宜用补肾益脾、调和冲任之药膳治疗。

（1）艾叶煲鸡蛋

原料：艾叶 12 克，鸡蛋 2 个。

制作：将艾叶、鸡蛋用瓦罐煲（忌用铁器），文火同煮（鸡蛋煮熟后去壳取蛋再煮）。有滑胎习惯的孕妇，孕后第 2 个月，每日服 1 次，第 3 个月，每半月服 1 次，孕后第 4 个月每月服 1 次，直至妊娠足月。

功效：温经止血，补肾，调和冲任；适用于滑胎。

（2）南瓜蒂茶

原料：南瓜蒂 3 个。

制作：切片，煎汤。受孕月开始，每月服 1 次，连服 5 个月。

功效：南瓜蒂性味甘温，在孕早期饮用，有安胎的功效。适用于习惯性流产。

13. 孕后肥胖宜采取的保健治疗措施

怀孕的肥胖妇女和非肥胖的孕妇一样，妊娠期母体的体重也将有所增加。妊娠期母体体重的增加，包括因胎儿、胎盘、羊水所增加的重量，以及水潴留、脂肪储积所增加的重量的总和。那么怀孕期内体重增加多少为正常呢？

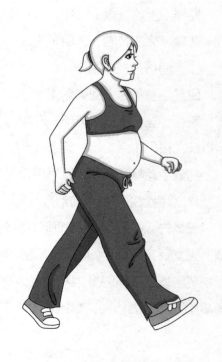

在整个妊娠过程当中，体重正常的孕妇，体重一般会增加 10 ~ 20 千克。怀孕早期因胎儿及附属物比较小，加之早孕反应的影响，多数孕妇体重增加不明显，有些甚至还会暂时有所下降。妊娠 4 个月后胎儿发育加快，母体适应性也增强，体重增加开始明显。一般到妊娠晚期，每周体重增加不应超过 0.5 千克。倘若妊娠后期体重增加过快，则要认真查找一下原因。

妊娠期忽视饮食控制而致的肥胖，对母体可造成不良影响，尤其是顽固性肥胖可造成治疗上的极度困难。有人曾对 50 名患有妊娠高血压综合征的病人做过统计，妊娠初期她们的平均体重为 61.8 千克，而正常妊娠者为体重 58.5 千克。正常妊娠的流产率为 2.1%，而肥胖者高达 8.7%，妊娠末期体重无限制地增长，还会给胎儿带来不良后果。有人调查了 80 名肥胖的妊娠妇女，她们的胎儿有 5.3% 在出生前死亡，而对照组胎儿的死亡率只有 1.5%。正常体重的妊娠妇女，多数可保证正常分娩，而超重者难产、剖宫产、用产钳及患妊娠高血压综合征的机会都大大增加。如一些资料统计发现，妊娠第 20 ~ 36 周，孕妇体重增长 5.4 ~ 7.25 千克，胎儿死亡率可加倍；若体重增加 9.1 千克，胎儿死亡率增加 3 倍。此外，患有风湿性心脏病、肾炎、肾病综合征等疾病的孕妇，还会导致病情恶化。

当然，尽管妊娠肥胖对胎儿及妊娠分娩都有一定影响，但对于如何控制妊娠肥胖仍不能一概而论。妊娠前瘦弱的女性，由于妊娠的原因胖一些，是正常的；妊娠前已肥胖的人，妊娠后体重增加没有超过正常范围，也不需要加以控制；只有平素体健，因妊娠而多食、运动量减少、体重增加明显的孕妇，要提高警惕，及早检查、及时发现，尽早控制体重。对妊娠早期迅速肥胖的人，主要是进行饮食监督，合理搭配饮食，以蛋白质和富含维生素的新鲜蔬菜为主，但不用控制总热量，只需限制体重过度增长。妊娠晚期过度肥胖的孕妇，要注意有无因妊娠压迫而出现的下肢水肿。对于这种因水分潴留而引起的体重的过度增加，可适当服些利湿的中药，如猪苓汤、五苓散。

也许有人会问能否应用减肥药物？一般来讲，对于妊娠肥胖的孕妇不宜应用现代医学的减肥药物。对现行中药减肥药来说，因其药物组成差异甚大、各家意见认识也不一致。妊娠中肥胖的治疗原则不应是设法减轻体重，而是应该控制体重的过度增长。要注意观察一周内体重增加率和胎儿的发育状态，将妊娠所致的体重增加控制在标准范围以内。控制体重增加，要以调整饮食及适当运动为主，如坚持做八段锦、太极拳、散步。顽固性肥胖的妊娠女性，可选择喝一些对胎儿无副作用的减肥茶，同时控制因肥胖引起的各种并发症的产生。除此以外，若想采取其他的减肥措施，一定要听从医嘱，切不可擅自行事。

14. 急性阑尾炎宜采取的防治措施

急性阑尾炎是一种十分常见的外科疾病。人的阑尾附着在盲肠下方，长 5 ～ 7 厘米，直径 0.5 厘米，像条蚯蚓。发生炎症后先是脐周围或上腹部疼痛，后来转移到右下腹部，伴有轻度发热，胃肠道不适如恶心、呕吐、腹泻或便秘。血象化验可以发现白细胞数增多，其中中性粒细胞比例增高。经过手术即可治愈，且不再复发。一部分病人也可以不经手术，通过应用抗生素消炎而好转。而怀孕的妇女得了急性阑尾炎有什么表现，又该如何处理呢？

据统计，妊娠期妇女急性阑尾炎的发生率与非妊娠期妇女相同，约 2000 次妊娠当中，就有 1 次发生急性阑尾炎。而怀孕女士是社会和家庭的"重点保护对象"，得了急性阑尾炎理应十分重视，处理起来更要慎重。

妊娠早期发生急性阑尾炎的表现与非妊娠妇女没有大的差异。晚期由于子宫增大，阑尾的位置发生变化，向上移动，靠近胆囊的部位，加之腹壁变薄变松弛，即使疼痛，也不像一般急性阑尾炎那样出现肌肉紧张及反跳痛，容易放松警惕以致漏诊或误诊。所以，怀孕妇女一旦有腹部疼痛等可疑症状时，一定不要轻视，应及时到医院检查或观察。

一旦确诊为急性阑尾炎，就面临着治疗方法的抉择。妊娠期阑尾切除术较危险，除了一般急性阑尾炎手术危险以外，还有对子宫内小生命的影响。医生经过多年的临床观察，认为怀孕早期做阑尾切除术影响很小，犹如没有怀孕时一样，妊娠晚期发生的急性阑尾炎，由于阑尾位置变化，离具有保护作用的大网膜较远，感染不容易局限，如不手术，发生腹腔严重感染的可能性大大增加，不但可危及母亲的生命，也威胁到胎儿的安全。即使能度过劫难，胎儿出生时的体重也会明显下降，造成先天发育不足。所以，医生们认为，对于怀孕女士来说，无论是妊娠早期或晚期发生急性阑尾炎，采取手术治疗是最为明智的选择。妊娠 35 周以后发生的急性阑尾炎，如果同时发生弥漫性腹膜炎，为防止脓毒症引起胎儿死亡。可以同时施行剖宫产。

妊娠期进行阑尾切除手术当然要分外细心，操作轻柔，减少对子宫的干扰。手术切口也不像一般阑尾炎那样采取右下腹部斜切口，而要根据病人的具体情况决定。手术前后的每一个环节，都要充分注意，如手术前病人的一般情况不佳时，应抓紧处理，采取各种措施，如补充适当水分，纠正脱水或酸碱平衡紊乱。绝大多数止痛药，同时具有呼吸抑制作用，且均可通过胎盘进入胎儿体内，使用时应慎重考虑，用量更不可过大。巴比妥类镇静药虽可在几分钟内透过胎盘，但对胎儿呼吸无明显抑制，可以如常应用。手术前常用阿托品抑制腺体分泌，减少心血管神经反射性抑制，防止支气管痉挛，该药对胎儿影响较小，可以应用。如合并心脏病、高血压或甲状腺功能亢进，可以改用东莨菪碱。而异丙嗪、氯丙嗪等药可进入胎儿体内，有引起畸形的可能，不可随便使用。抗生素中卡那霉素、链霉素、庆大霉素之类，可损害胎儿的听神经和肾功能，不宜应用。四环素可引起畸形，目前已禁用。

只要早期发现，正确处理，怀孕期急性阑尾炎并不可怕，治疗得当就完全可以使母子平安，顺利恢复。

15. 牙龈出血的防治

妇女怀孕后，常有牙龈水肿，显得肥厚而松软，牙龈的颜色由淡红色变为深红色或紫红色，而且容易出血，嘴里经常黏糊糊的，刷牙的时候出血就更多了，这就是妊娠性牙龈炎。如果妊娠性牙龈炎急性发作，除有上述表现外，还可出现牙龈疼痛。有时，个别牙龈肿大突出、发红，即称为"妊娠牙龈瘤"。出现这些异常变化，往往给孕妇带来精神负担。

妊娠后牙龈发炎，是因为孕妇体内雌性激素、黄体酮、绒毛膜促性腺激素等明显增加，这些女性激素的急剧增加可以促使牙龈毛细血管扩张、弯曲、弹性减少、渗透性增加、血液积滞。一般说来，妊娠期的第 2、3 个月和产前两个月炎症的发展比较快，出血现象也比较严重。此外，不注意口腔卫生，牙齿排列不齐，有大量牙垢，用口呼吸等，也是妊娠性牙龈炎发生的因素。

中医学认为，妊娠期牙龈出血多由于阴虚胎火上炎，灼伤齿龈血络，迫血外渗所致。可用滋阴清火、护养齿龈的方法治疗。方用：生地黄12克，牡丹皮6克，黄芩9克，知母6克，菊花6克，麦冬9克，芦根30克。每日1剂，连服7剂，牙龈出血即会明显减少或消失。

16. 要当心前置胎盘

妊娠时的胎盘一般附在子宫体的前壁、后壁或侧壁。胎盘如果附在子宫内口，即称"前置胎盘"。前置胎盘患者在怀孕早期无任何异常现象，主要症状是在妊娠晚期或分娩开始后，出现不明原因的无痛性阴道出血，有时孕妇往往在睡眠中感觉内裤潮湿，醒来才发现是出血，大多数孕妇在妊娠晚期或临产期的时候开始断断续续地反复出血。出血的迟早多少，以及间隙时间的长短，与前置胎盘发生的部位大小有密切关系。完全性前置胎盘出现流血的时间较早，有的在妊娠6个月即可发生。孕妇出血越早、越多，胎儿或新生儿的死亡率就越高。

前置胎盘是妊娠晚期严重的并发症，也是妊娠后期出血的主要原因。前置胎盘随时都有出血的可能，即使胎儿出生后，产妇仍然有出血的危险。由于孕妇产前发生反复多次的阴道出血，会阻碍胎儿在子宫内倒转，影响胎头下降，引起胎位不正，从而发生早产或难产。在分娩过程中，由于前置胎盘部分早期剥离，常可造成胎儿严重缺氧，导致宫内窘迫，引起窒息甚至死亡，前置胎盘患者的围生儿死亡率可高达15%以上。产妇也可因大出血造成严重休克甚至死亡。

造成前置胎盘的致病原因，可能是子宫内膜不健全或受精卵发育迟缓所致。一般说来，多发生在生育、流产、刮宫过多过密，以及子宫内膜受过损伤的孕妇。

前置胎盘对孕妇和胎儿的危害极大。为了预防前置胎盘的发生，要大力宣传计划生育和开展妇女保健工作，并要避免反复流产刮宫，还应积极地预防、治愈各种妇科疾病。在妊娠晚期，只要出现无痛性不明原因的阴道流血，哪怕出血量极少，也应及时到医院就诊，以便明确诊断。对于前置胎盘，B超能准确诊断，早期诊断和及时治疗极为重要。一旦怀疑是前置胎盘，要绝对禁止无准备的阴道检查及肛诊，以免引起大出血，造成母子生命危险。

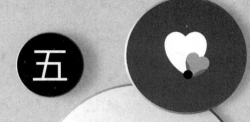

五

临产保健
宜与忌

069 孕妇待产入院宜选择的时机

现在，有许多产妇由于缺乏临产知识，往往在临产期时，一发现有轻微腹痛或少量阴道血性分泌物，便慌忙去医院，结果，有许多人不被医院接收，原因是这种情况往往是假临产。其实，有些轻微的腹痛，有时休息一下就会缓解；少量见红者也有 2 周后才分娩的。所以了解临产征兆、正确地判断临产，是非常重要的。一般来说，出现下列几种情况中的一种，就该马上去医院。

1. 见红

所谓见红，是指阴道流出血性分泌物。这是由于胎儿下降；包裹胎儿先露部位的胎膜，从子宫下段剥离，流出的少量血液渗入宫颈黏液中所致。当然，不是说一见红，就要马上住院，这只是意味着离住院的时间不远了。但是，如果出血量很多，甚至多于正常月经量，那么，无论是否伴有腹痛，都应该马上去医院。

2. 宫缩

临近分娩时，常会有不规则的腹痛，有时休息后可以缓解，此时尚不需急于去医院。如果发现腹痛（宫缩）逐渐趋于规律，而且间隔逐渐缩短，腹痛时间逐渐延长，腹痛的程度也逐渐加重，特别是 10 分钟内有 2 ~ 3 次宫缩时，应联系住院。如果是经产妇的话，更应提早至宫缩间隔 15 ~ 20 分钟时即要住院。每个产妇均应在宫缩一开始，就要看表计时，注意宫缩的间隔和持续时间的变化。

3. 破水

破水在医学上叫胎膜早破，也就是包着胎儿的膜过早地破裂，羊水流出。正常情况下，当宫口开大到 10 指时，才发生破水；但也有在宫口没有开全（10 指），或是在宫缩还没有开始前就破水的。一旦发生破水，不管是否腹痛，都应该立即去医院。特别是在最后 1 次的产前检查中，医生说你的小孩还没有入盆者，这种情况下非常容易发生脐带脱垂，也就是脐带顺着羊水被冲出子宫口到阴道或阴道口外，一旦发生脐带脱垂，就意味着胎儿通过脐带接收来自母亲的营养通道被卡断，胎儿随时有死于宫内的危险。

070 优生宜用自然分娩好

优生优育，已成为全社会越来越热门的话题，人们注意了怀孕前、怀孕中，乃至孩子出生后的许许多多方面的问题，这些都是十分必要的。但我以为，孕妇采用什么样的娩出胎儿的方式，同样也是不容忽视的优生问题。现代医学研究表明：自然分娩有利于优生，剖宫产则对婴儿的优生不利。遗憾的是，这一问题目前还没有引起社会特别是产妇的高度重视。

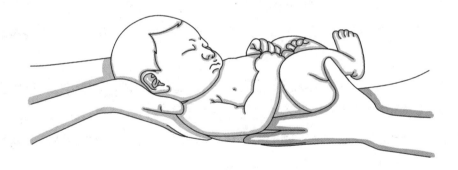

胎儿在母腹中是十分活跃的小生命，他们有肢体的动作，也有吸收、消化及呼吸等。由于子宫内的特殊环境，胎儿呼吸时吞咽了大量羊水。在正常分娩过程中，胎儿的胸壁受宫缩的挤压，可将羊水吐出。而经剖宫产的孩子情况却有很多不同，由于他们是由腹部经子宫的切口取出来的，没有受到母体临产时宫缩的挤压，那些积存在肺组织中的羊水很难排出，这样就容易发生羊水吸入性肺炎，使出生的婴儿嘴唇青紫、呼吸困难，严重的还可以导致呼吸窘迫综合征，造成死亡。剖宫产手术时，胎儿头经母腹露出的一瞬间，婴儿得承受母腹到自然空间的压力的骤变。这种压力的改变，对婴儿影响最大的是头部，可以使他们的脑血管扩张，甚至破裂，引起颅内出血。这样的孩子即便抢救了过来，日后的智力发育也会受损。

另外，剖宫产时产妇都得接受麻醉，麻醉可使她们的血压下降，从而造成子宫胎盘血液灌注量的减少，容易形成胎儿宫内缺氧和出现窒息。

071 减少艾滋病病毒母婴传播宜用剖宫产

最新的一项有关艾滋病的研究显示，剖宫产能够使艾滋病病毒从母体传到婴儿体内的可能性减少50%。这项由北美和欧洲的15个研究组成员合作完成的研究，总共调查分析了8533名怀孕女子的情况。

根据上述研究结果，在临产妇女破羊水之前进行剖宫产，能使母体的艾滋病病毒传给胎儿的机会由通常的16.7%降低到8.2%。这里所说的"通常"，是指除剖宫产外其他的接生技术可能引起的艾滋病病毒的传染。此外，新的医学研究还显示，如将剖宫产和使用抗病毒药结合起来，还能使艾滋病病毒的传染率减少87%。

蒙特利尔圣嘉斯廷纳医院的母子健康中心也参加了这个医学研究，并且已经开始改变他们过去使用的一些接生方法。该中心主任拉伯特说，自从上述研究的最初结果公开以来，他们经常向那些带有艾滋病病毒的临产妇女建议做剖宫产。确实，这个母子中心的剖宫产的数字在直线上升。

采用紧急剖宫产来降低从母体到婴儿体内的艾滋病病毒传染的方法，近几年来在欧洲已经开始流行，特别是在瑞士、意大利和法国，但在北美还只是刚刚起步。最新医学研究的报告也提醒说，在一些医疗技术和卫生条件较差的发展中国家，对临产女子进行剖宫产的危险有可能大于其受益。

072 过期妊娠宜采取的保健措施

人们常说，瓜熟能自落。但有的瓜果熟了，却不能脱落，而最后烂在枝蔓上了。过期妊娠就与此相似。

张女士第 3 次怀孕，一家人把她当成宝贝，不让干活，少让活动，甚至连大声说话、大笑都不让。这次算是保住了，全家人高兴得合不拢嘴。怀孕已 43 周了还没有"动静"。过了预产期，医生多次动员她引产，可张女士怎么也想不通。婆婆也说，孩子不生就是不到时候，到时候自然就会生的，"瓜熟自落"嘛。等到妊娠 45 周，胎动已经消失两天才到医院，经医生检查证实，胎儿已死在子宫内。通过引产娩出的死胎已全身脱皮，瘦得貌似"小老头"一样，羊水已成了深绿色的糊状物，全家人后悔莫及。

怀孕的妇女，一般孕期为 280 天（40 周）左右，每个孕妇的具体受孕日期和每个胎儿的生长成熟时间可稍有差异，足月妊娠时间不是固定不变的。一般讲，凡妊娠 38 ~ 42 周分娩的，都算足月妊娠。妊娠超过 42 周仍未分娩者，称为过期妊娠。过期不产，对母体和胎儿都会带来很大危害。

胎儿生长在母亲的子宫里，通过胎盘不断地从母体吸取生长发育的营养。过期分娩时胎盘会逐渐衰老，羊水逐渐减少，功能逐步减退，不能维持正常循环和物质交换作用，因而供给胎儿的氧气和营养就不足。由于营养供不应求，胎儿只好消耗自身的脂肪、蛋白质来维持生命。表现为出世后的新生儿外形瘦长、皮肤皱褶、形状干枯，头发指甲过长，像小老头一

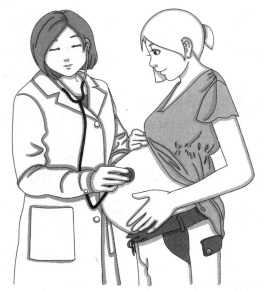

样，医学上称为"小样儿"。在分娩过程中容易因缺氧造成胎心不好、宫内窒息，甚至死亡，即使不死亡也常成为低智能儿。

有的孕妇虽然妊娠过期，但胎盘没有老化或老化程度过低，胎儿还可以继续生长，体重可超过正常胎儿，有的发展为巨大胎儿。并且由于颅骨变硬，颅缝变窄，在分娩过程中，通过产道时不易变形，致使产程延长，分娩困难，易发生滞产、难产或发生颅内出血。颅内出血的新生儿，轻者可自行吸收，重者可造成终身痴呆和肢体瘫痪，甚至死亡。过期妊娠由于子宫过分胀大，常可造成子宫收缩无力，由此容易引起产后大出血。

妇女在怀孕期间要定期进行产前检查。如超过预产期两周还不临产，应请医生查明原因，采取引产或剖宫产手术。

073 流产宜采取的保健治疗措施

妇女妊娠不满 28 周而产生的中断现象，称为"流产"。中医学称为"胎漏"，而民间俗称"小产"。流产一般有 3 种情况：发生在妊娠 12 周之前的称早期流产；发生在 12 ~ 28 周之间的，叫晚期流产；若连续流产 3 次或 3 次以上的，称为习惯性流产。

流产是妊娠早期出血的常见原因，不但影响妇女的健康、劳动和学习，而且，当急性出血或严重感染时，常可危及生命。

1. 流产的原因

流产的原因极其复杂，可包括遗传或胚胎因素，子宫结构缺陷、感染、损伤、循环缺陷等；胎盘低置是流产的常见原因，在最早期流产中约 50% 是染色体异常，越晚比例越少，流产中最常见的是染色体 16– 三体性。

感染，绒毛膜黏膜炎，可引起接近 20 周的流产；子宫畸形、子宫纵隔、双子宫、双角子宫、宫颈内口闭锁不全，母体的营养缺乏，免疫缺陷、药物中毒及精神、机体因素均可引起流产、早产，男方原因可有染色体问题。

2. 保胎的方法

不少盼望生孩子的新婚夫妇最怕听到"流产"二字，因而女方怀孕后，一旦有流产的苗头，总是盲目地保胎，殊不知，这样做往往有害无益，甚至造成悲剧。

西医保胎药物少，过去大多数使用黄体酮保胎，然而黄体酮只对孕激素分泌不足的孕妇才有效果，对其他性质引起的流产则作用不大或无济于事。值得注意的是，在孕期大量使用黄体酮可引起胎儿性器官发育异常。

对于流产，采取密切观察，适当休息和顺其自然的方针，是值得赞许的，同时要寻找流产原因，从根本上解决问题。

中医学认为，母体先天不足，或后天受损，以致女精不健；或父体先、后天原因以致男精不壮，或因男女双方皆不足，或近亲婚配，影响胎儿发育，不能成实；此外，因气血亏损，不能荫胎，或因素体阴虚，因妊益虚，内热伤胎，以致屡孕屡堕，宜服补肾益脾，调和冲任之药膳，如艾叶煲鸡蛋和南瓜蒂茶（见本书滑胎的药膳治疗）。

有习惯性流产，体质虚弱者，可进行中药安胎治疗。

3. 安胎方

全当归、白术、条子芩、阿胶、白芍、地榆各9克，川芎3克，熟地黄、黄芪各12克，半夏、艾叶各6克，甘草8克，大枣7枚。

还须指出的是，有过流产史的，最好在整个怀孕期间夫妻二人分床睡，尤其是在怀孕3个月内，应尽量避免房事。

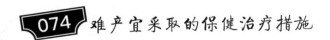

074 难产宜采取的保健治疗措施

这里所说的难产系胎位不正所致。

正常的胎位是头朝下、臀部在上；而不正常的胎位，主要是臀位和横位两种。

1. 臀位

约占孕妇总数的4%，若发生在孕期前28周，多数胎儿能自动转正，不需纠正;从 28 ～ 32 周仍不正者，孕妇可采用膝胸卧位，每日 2 次，每次可至 15 分钟，或艾灸至阴穴，每日 1 ～ 2 次，每次 15 分钟，共 3 天，同时配服"十三太保汤"（由黄芪、艾叶、枳壳、甘草、川贝、当归、荆芥、菟丝子、生姜、羌活、白芍、厚朴、川芎组成），第 32 周后仍没转正的，可由医生做外转术。

2. 横位

孕妇腹部表现横宽，而不是竖高，对怀孕 28 ～ 32 周的胎横位，由医生做外倒转术手法纠正，并包扎腹部固定，以预防再度发生横位，引起难产。

3. 持续性枕后位所致难产

这种胎位不正发生的原因有以下几种。

（1）子宫收缩乏力：使胎头旋转缺乏动力，而停滞于枕后位。

（2）子宫内外环境影响：胎盘在子宫前壁附着，前壁肌瘤及膀胱充盈等，皆可以影响胎头向前旋转。

（3）骨盆异常：此为相对的前后长、横径偏短。

（4）胎头俯屈不良：胎头入盆后，胎头略仰伸，保持枕后位。

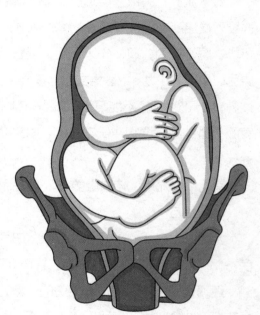

075 家庭接生宜采取的保健措施

这种分娩适用于农村和交通不便地区的正常分娩。家庭接生人员应由医院及诊所医务人员或助产员负责，并配备必要的接生器械和药物。在接生时应严密观察和正确处理产程，严格执行无菌操作。但家庭接生限于人力、物力，故只能负责正常的孕产妇，遇有困难和意外，要沉着、机智，取得家属配合，迅速转院处理。

临产时的产房要选择避风而光线较好的房间，并打扫清洁，备好清洁床单，铺好塑料布，准备好产妇用的清洁裤子、月经带、草纸及新生儿用物，如包布、包被、衣服、尿布等，烧好开水，洗净面盆，将接生包放在适当的位置，其余的药物用品等按顺序放好。

对于产妇来说，要在预产期前几天用肥皂、温开水洗涤外阴部、大腿内侧和下腹部，换上干净内裤。临产时再继续洗涤一次，以保持局部清洁。接生者在接生前用 0.1% 苯扎溴铵（新洁尔灭）溶液自内向外按顺序消毒外阴，注意消毒小阴唇及阴道口周围时应换干净棉球。

在临产三产程中，第一产程重点在对产妇分娩进展的观察；第二产程重点在指导产妇合作及保护会阴，清洁胎儿口鼻腔分泌物及脐部的无菌处理；第三产程重点在严格掌握胎盘剥离征象及注意产后出血、预防感染。会阴破裂应及时缝合，产后观察两小时无异常方能离开。并注意在离开产妇家前应协助产妇小便，排空膀胱以减少因膀胱充盈而影响子宫收缩所引起的产后流血。

076 宜了解剖宫产

剖宫产，亦称剖腹产，顾名思义是非自然的分娩，医生适时掌握产妇指征，选择此种方式是为了确保母子平安。据发达国家专家估计，在正常情况下，剖宫产率不应超过 15%。

1. 选择剖宫产要谨慎

近年来，大概是因为现在的孕妇们太娇气了，或是因为她们更懂得享受现代医疗条件而不愿吃那种令人撕心裂肺的痛苦了，抑或是因为她们观念更新而不屑于那种原始的自然分娩方法了，总之，实行剖宫产的人数越来越多。苏州市卫生局不久前对 12 家市县级医院做了专项调查，结果发现：剖宫产率高达 32% 以上。全国每天出生新生儿近 6 万人，若以此计算，则每天剖宫产孕妇可达 1.8 万多名，剖宫产真是太"热"了！

其实，从医学上讲剖宫产有严格的适应证，这也是妇产科制度之一。根据规定，剖宫产的对象应为年龄 35 岁以上，身高 150 厘米以下，胎儿在孕妇腹内头盆不称、母体产道狭窄者。可现在，许多不符合上述指征、完全可以经产道分娩者，却都被推进手术室"切一刀"。

什么原因使得这些孕妇去挨这"甜蜜"的一刀呢？主要有以下几个方面。

（1）受所谓优生理论的影响：现在有一种貌似科学的说法，说是自然分娩的胎儿头颅受产道挤压易拉长而变形，对今后婴儿智力有影响，而剖宫产则可避免这种情况。因此，剖宫产的儿童聪明等。

（2）害怕疼痛：有些年轻的女子由于一贯受到父母的溺爱和娇生惯养，从小到大很少吃苦。婚后一旦怀了孕更是了不得，家务不想做，班也不能好好上，然而，就算这些都还可以躲过去，但生孩子却是非得她们自己"亲自"不可的。于是，因为怕疼痛干脆就去做剖宫产。

（3）害怕难产：现在，因为一对夫妻只生一个孩子，这就使得孕妇对生产格外重视。因为是第一次，她们会因经验不足而害怕；因为是最后一次，所以她们又担心会顾此失彼而造成什么终身遗憾。于是，对于有关怀孕、生产方面的知识——不论正确与否——都一概比较重视，而且大多是"宁可信其有也不信其无"，所以除了上述怕影响智力、怕疼痛外，还有害怕难产的。

（4）个别医生心术不正：一些医生医德低下，借机收取钱物。如在一些情况的处理上，可"剖"可不"剖"的会尽力动员孕妇去"剖"，而且都能说出具体的理由一二三来，让你觉得只有"剖"才能保证母婴平安。而如果有些孕妇不想"剖"，便抛出一句"出了问题我们可不保你"的话等。

而动手术的费用一般较自然生产高，而且还有人送礼送红包，所以，不少孕妇在医生的"指导"下同意剖宫产。

其实分娩是人类正常的生理现象，胎儿经阴道顺利分娩实属"瓜熟蒂落"，是正常的分娩规律。妇产科专家提出，剖宫产不仅对婴儿智力无明显影响，而且还存在着弊端：一是手术时出血量大，住院时间比阴道分娩延长一倍，导致产妇家庭经济和陪护负担相应增加，并给医院增加了负担；二是产妇在麻醉药效消失后，刀口则较疼痛，如果刀口发生感染化脓时，还会给产妇、孩子与家属带来更多的麻烦与痛苦；三是剖宫产的婴儿因未经产道挤压，对日后体质未必有益；四是孕周不足而"剖"，则婴儿呼吸机制往往不健全等。而自然产则有如下好处：一是临产后有节律的子宫收缩，能使胎儿肺脏得到锻炼，为出生后的自主呼吸创造了有利条件；二是阴道分娩时，胎头的娩出可像游戏时抬头出水换气一样，可将胎内积贮在肺、鼻和口腔中的羊水及黏液挤出；三是阴道分娩时，最低处的胎头因受子宫收缩的挤压，头部血液充沛，对脑部的呼吸中枢提供较多的物质基础，而胎儿头在通过产道时被拉长变形则是一种自然情况，不会影响智力。

2. 剖宫产的适应证

哪些情况下适宜做剖宫产呢？妇产科专家认为，应从以下几方面考虑。

（1）产妇方面：①产道异常，如骨盆狭小；畸形；骨盆虽正常，但胎儿过大，头盆不称；骨盆腔内或阴道肿块阻塞产道。②先兆子宫破裂。③重度妊娠高血压综合征；某些妊娠合并症，如合并心脏病、糖尿病、慢性肾炎等。④临产前子宫收缩无力，经用缩宫素无效者。⑤产前发生严重大出血，如前置胎盘、胎盘早期剥离，或重症子痫前期经药物治疗无效者。⑥引产失败而需要于短时间内结束分娩。⑦产程过长（超过 24 小时以上者）。⑧高龄初产妇（大于 35 岁）。⑨孕产妇患有急性疱疹或阴道有性病病灶者。

（2）胎儿方面：①胎位异常，如臀位，尤其胎足先入盆者，枕后、横位，产程停止，胎儿从阴道分娩困难。②胎儿尚未分娩，而胎盘提早剥离，或脐带先行由阴道脱出者。③胎儿宫内窘迫、缺氧，经治疗无效者。④其他不宜自然生产者。

尽管剖宫产为拯救母婴生命立下了汗马功劳，毕竟是不得已而为之。无论将来医学科学发展到何种地步，自然分娩将永远是人类生育繁衍的最佳方式。

3. 若是选择剖宫产

如果你被通知需要做剖宫产手术，在手术之前应做好下列准备：首先，你要精神放松，保持情绪平稳，不要害怕，也不要去想手术能否顺利，要相信医生，也相信自己。良好的精神状态有助于你配合医生尽快完成手术，对你手术后的恢复及对宝宝都具有良性影响，以保母子平安。

手术前身边有爱人陪伴即可，其他家人看望一下应迅速离去，使你有时间充分休息，养足精神应付手术。术前两天可多吃营养丰富的精细食物，以增强体质；手术当天应禁食，但也可遵医嘱吃少量流质食品，如牛奶、蛋汤、人参蜂王浆等。进手术室前要解净大小便。

请家人准备好消毒软纸及腹带。腹带对你术后伤口的保护、残余积血的排出和子宫的恢复大有好处。术后阴道会流血，需要垫用消毒软纸，故应准备足够的软纸。

077 产妇的饮食要点

如果您选择阴道分娩就要注意要多喝水，在分娩的当天可进食清淡、易消化的食物。第二日起，就可以吃普通的饮食了，选择营养丰富的食物，保证足够的热量及水分摄取，帮助产后恢复。

如果您选择剖宫产，那么手术当日就不能进食了，可用静脉输液来保证当日的营养摄入量。次日，在肠道排气之前，可进食如藕粉汤、稀粥、萝卜汤、煮得较烂的面条等流质或半流质的食物，但注意不能吃甜食及牛奶等，以免引起肠胀气。一般术后第三日多数产妇已肠道排气，并可以开始下地活动，此时可进食普通饮食，但要清淡，易消化，富有营养。

无论如何，既要注意饮食的多样化，保证各种营养物质、维生素及矿物质及热量的供给，同时又要防止营养过度，引起产后体重过度增加、肥胖等情况。

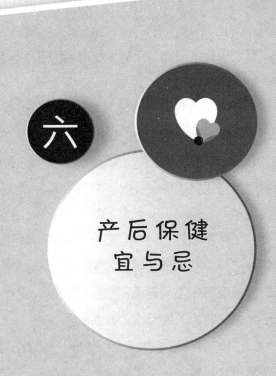

六

产后保健
宜与忌

产后保健主要包括产褥期保健与哺乳期保健。

1. 产褥期

产后6～8周时间内属产褥期。由于分娩时耗气失血，机体处于虚弱多瘀的状态，需要较长时间的精心调养。《千金要方·求子》指出："妇人产讫，五脏虚羸"，"所以妇人产后百日以来，亟须殷勤、忧畏，勿纵心犯触，及即便行房，若有所犯，必身反强直，犹如角弓反张，名曰蓐风"，产后调摄对于产妇的身体恢复、婴儿的哺乳具有积极意义。

（1）休息静养，劳逸适度：产后充分休息静养，有利于生理功能的恢复。产妇的休息环境必须清洁安静，室内要温暖舒适、空气流通。冬季宜注意保暖，预防感冒或煤气中毒。夏季不宜紧闭门窗、衣着过厚，以免发生中暑。但是，不宜卧于当风之处，以免邪风乘虚侵袭。

（2）增加营养，饮食有节：产妇于分娩时，身体受到一定耗损，产后又需哺乳，加强营养，实属必要。然而，必须注意补不碍胃、不留瘀血。应当忌食油腻和生冷瓜果，以防损伤脾胃和恶露留滞不下，也不宜吃辛热伤津之食，预防大便困难和恶露过多。产妇的饮食宜清淡可口、易于消化吸收，又富有营养及足够的热量和水分。产后1～3天的新产妇可食小米粥、软饭、炖蛋和瘦肉汤等。此后，凡蛋、奶、肉、骨头汤、豆制品、粗粮、蔬菜均可食用，但需精心细做，水果可放在热水内温热后再吃。

（3）讲究卫生，保持清洁：产褥期因有恶露排出，产后汗液较多，且血室正开，易感邪毒，故宜经常擦浴淋浴，更需特别注意外阴清洁，预防感染。每晚宜用温开水洗涤外阴，勤换会阴垫。

2. 哺乳期

哺乳期的妇女处于产后机体康复的过程，又要承担哺育婴儿的重任，该期保健对母子都很重要。

（1）哺乳卫生：产后将乳头洗净，在乳头上涂抹植物油，使乳头的积垢及痂皮软化，然后用肥皂水及清水洗净。产后 8 ~ 12 小时即可开奶。每次哺乳前，乳母要洗手，用温开水清洗乳头，避免婴儿吸入不洁之物。

（2）饮食营养：《类证治裁》说："乳汁为气血所化，而源出于胃，实水谷之精化也。"产后乳汁充足与否、质量如何，与脾胃盛衰及饮食营养密切相关。乳母应加强饮食营养，增进食欲，多喝汤水，以保证乳汁的质量和分泌量。

（3）起居保健：疲劳过度，情志郁结，均可影响乳汁的正常分泌。乳母必须保持心情舒畅，起居有时，劳逸适度。还要注意避孕。用延长哺乳期作为避孕的措施是不可靠的。最好用避孕工具，勿服避孕药，以免抑制乳汁的分泌。

（4）慎服药物：许多药物可以经过乳母的血循环进入乳汁。例如，乳母服大黄可使婴儿泄泻。现代研究表明，阿托品、四环素、红霉素、苯巴比妥及磺胺类，都可从乳腺排出。如长期或大量服用，可使婴儿发生中毒。因此，乳母于哺乳期应慎服药物。

078 产后宜选择的食谱

产后，母亲除了要有足够的营养素补充分娩时的消耗和生殖器官的恢复外，还要供给婴儿乳汁，以保证婴儿健康成长，因此，妇女产后的营养需要量要比妊娠时还要多。所以产后一定要十分讲究饮食营养，下列食谱宜常食之。

1. 红菱仔鸭

原料：仔鸭 1 只（约 750 克），红菱肉 100 克，香醋、精盐各适量。

制作：选白而肥大之仔鸭，去头、翅、爪和内脏，切块文火焖熟。将红菱肉入油锅中煸炸后放鸭肉中同煨片刻，再加入香醋、精盐等调味即成。

功效：本品味香肉嫩，爽口不腻，营养丰富，养阴补虚。

2. 猪肤麻冻

原料：猪肉皮 200 克，黑芝麻末 20 克，黄酒、酱油、细盐各适量。

制作：猪肉皮切碎，加水久煮，熬化时放入黑芝麻末、黄酒、酱油、细盐各少许，装盆放入冰箱成冻。食时用餐刀划成小块，淋上香油、陈醋。

功效：滋补肝肾，养阴益血，祛燥润肠，营养皮肤等。

3. 芝麻百合粥

原料：粳米、芝麻各 50 克，百合 40 克。

制作：将芝麻、粳米洗净，放入陶罐内，注入清水先煮 30 分钟，后放百合，再煮 10 分钟即成。

4. 黄精芡实枸杞子龙眼肉粥

原料：红薯、黄精各 50 克，芡实、枸杞子各 30 克，龙眼肉 20 克。

制作：将黄精切成薄片，红薯去皮切成薄片，放入陶罐内，注入清水，煮 30 分钟后放入芡实、枸杞子、龙眼肉，再煮 30 ~ 40 分钟，去芡实，即可食用。

5. 芝麻花生猪肝山楂粥

原料：芝麻、花生、粳米各 50 克，猪肝、山楂各 40 克。

制作：将花生去壳，并芝麻放入陶罐内，注入清水，先煮 1 小时，花生熟后，放入粳米（洗净）煮 30 分钟后，再放入猪肝、山楂，煮 5 ~ 10 分钟，即可食用。

6. 山楂大枣莲子粥

原料：山楂肉、粳米各 50 克，大枣、莲子各 30 克。

制作：先将山楂肉、大枣、莲子放入陶罐内，放入清水，待开后入粳米煮熟，加入佐料食用。

7. 猪肺花生胡萝卜汤

原料：猪肺 1 副，花生（去壳）40 克，胡萝卜 30 克，麻油 15 克，精盐 6 克，葱 4 根，姜 3 片。

制作：将猪肺洗净切片，胡萝卜切成条块后同花生米一起放进砂锅里，放入清井水，大火煲 40 ~ 60 分钟后，放入麻油、精盐、姜、葱，即可食用。

8. 淡菜三骨汤

原料：淡菜 40 克，牛脊骨、猪脚筒骨、鸡骨各 100 克，花生 50 克，山楂肉

30 克，精盐 5 克，葱、姜粒各少许，麻油 10 克。

制作：将淡菜及三骨洗净，将三骨敲碎后，同花生、山楂肉一道放进砂锅煲 50 ~ 70 分钟，放入麻油、精盐、葱、姜粒，即可食用。

9. 甲鱼煲银耳汤

原料：甲鱼（150 ~ 250 克）1 只，银耳 50 克，精盐 5 克，姜粒、葱各少许，调味酒少许，麻油 10 克。

制作：将甲鱼去壳和内脏，洗干净，同银耳、姜粒放入砂锅内，煲至甲鱼、银耳熟烂后，放入酒、盐、麻油、葱调味，即可食用。

10. 河蚌煲火腿汤

原料：河蚌肉 150 克，火腿肉 50 克，麻油 10 克，姜粒 5 克，精盐 5 克，酒 4 克。

制作：将河蚌肉洗净后，放入酒中，加上姜粒，拌匀，腌 10 ~ 20 分钟后，再将河蚌肉、火腿肉放入砂锅内，注入清水，煲 30 分钟，放入精盐、麻油，滚沸后即可食用。

11. 白豆腐猪皮汤

原料：白豆腐 160 克，猪皮 80 克，姜、葱各 5 克，食盐适量。

制作：将猪皮去毛洗净，切成小块，放入清水中先煮 30 分钟，待猪皮熟烂后，将白豆腐切成块，放入猪皮汤中，再煮 10 ~ 15 分钟，放入姜、葱茎，煮 5 分钟，放入少许食盐调味，即可食用。

12. 龟肉百合汤

原料：龟肉 150 克，百合、胡萝卜各 50 克，麻油 15 克，精盐、姜粒各 5 克，葱少许。

制作：将龟肉洗净，切成小块，放入砂锅内，将胡萝卜洗净后切成小块，同龟肉先煲 30 分钟后，放入百合，再煮 20 分钟，放入麻油、精盐、姜粒、葱，即可食用。

13. 海参木耳猪肉汤

原料：海参、黑木耳、猪瘦肉各 100 克，白木耳 50 克，大枣 40 克，麻油 15 克，精盐、姜粒各 5 克。

制作：将海参切成薄片，猪肉切成小块，木耳（水发后）、大枣洗后一同放入砂锅内，煲 30 ~ 50 分钟后，放入麻油、精盐、姜粒，5 分钟后即可食用。

14. 番茄鸭蛋汤

原料：鸭蛋 1 只，瘦肉丝 15 克，番茄、菠菜各 20 克，麻油 10 克，姜粒、食盐各 5 克，酱油少许，味精少许。

制作：肉丝勾芡，用素油稍煸，加入清水煮沸后，加入鸭蛋（打开搅拌均匀，加少许精盐）搅拌，再加入番茄（切块）、菠菜，煮沸后加入调味品即可食用。

15. 胡萝卜鱼片汤

原料：胡萝卜 30 克，鲢鱼片 100 克，香菇丝 20 克，麻油 15 克，盐、酒、姜粒各 5 克。

制作：鲢鱼片用淀粉浸裹，待用。胡萝卜、香菇丝加入清水先煮 5 分钟，加入盐、姜粒、酒，放入鱼片，煮沸后加入麻油即成。

16. 二冬火锅

原料：冬菇 200 克，冬笋、猪排、白菜各 1000 克，冻豆腐、粉丝各 500 克，鸡爪 400 克，海米、盐、榨菜末各 20 克，胡椒粉 30 克，香油 50 克，生姜 15 克。

功效：补益脾胃，养血益精。

17. 牛肉火锅

原料：精牛肉 1000 克，白萝卜 400 克，鸡骨 800 克，香油 100 克，料酒、胡椒粉、生姜、桂皮各 10 克，盐 25 克。

功效：补脾益肾，益气和血。

079 伺候月子宜丈夫

　　当宝宝呱呱坠地的时候，你作为父亲，胸中激荡的除欢悦的浪花外，更多更大的也许是责任的波澜。你又一次不再是原先的你了，就像结婚时你由单一的儿子身份"兼任"成为丈夫一样，顷刻间你又当上了爸爸。此时，面临妻子的"坐月子"和新生儿的哺乳，你该怎么办呢？如果情况允许的话，我劝你还是事必躬亲，身体力行，亲自伺候月子。

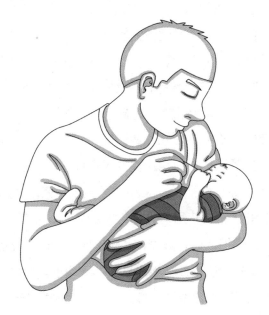

　　丈夫伺候月子，是你尽丈夫职责的继续。照顾产妇，可能有些活计不会做或不熟练，经过一段时间的锻炼，你便会轻车熟路，驾驭自如了。现代社会里，夫妇双方共同料理家务，是必然的发展趋势，同时，你也是在为迎接日后更复杂的生活做好准备、奠定基础。即使有朝一日妻子公出在外，你也能"成竹在胸""处变不惊"，坦然理好家政，独自带好孩子。在操劳服侍妻子的日日夜夜里，通过你无微不至的关怀，体贴入微的照料，会更加温暖妻子的心，让她感到做母亲的幸福和伟大，你们的爱情之果也会更加成熟、甜蜜。另外，整天厮守在一起，有时话说得或深或浅，有些活儿干得或多或少，有些饭菜做得或好或差，有些地方伺候得或周或不周，在夫妻之间算不了什么，即使稍有点儿"唐突""怠慢"，也不至于引起什么纠葛、芥蒂。可若是由老人来照顾就不一样了，特别是婆婆，气氛未必会那么和谐、融洽，彼此之间也许还会觉得有些拘谨，生怕有什么差池。妻子有时不好意思支使老人，反之，由于在某些方面老人的观念不一定与儿媳一致，可能出言不逊，不慎伤了和气，一来坏了婆媳、翁婿关系，影响了家庭和睦，二来可能由于妻子的情绪陡变影响泌乳，殃及孩子。

丈夫伺候月子，是你尽父责的开始，当孩子降临人世，活生生地哭闹在你面前，你给他换洗，你对他爱抚、拍抱，实际上是你父教的开始。这也是在培养父子的感情，别以为小家伙啥也不懂，其实，"第六感觉"，内心的交流、情感的汇融，尽在不言中。由此你会真正懂得"父亲"二字的深刻内涵，油然生出一种从未有过的心境，它驱动着你愉快地吹着口哨洗濯尿布，哼着小曲匆匆外购、急急烹饪。你也就从中初步咀嚼品尝到做长辈不易的滋味。通过你对孩子喂养的参与，你会同妻子一起对儿女成长的每一步了如指掌，当幼女稚子有什么问题时，会互补地发现之、分析之、处理之，此乃新局面下你们俩志同道合的表现形式。你们会因此增添许多的共同语言、有趣的话题，使爱情又注入新的活力。总有一天，你会追思回忆这段难忘的时光，向你们的儿孙们诉说，他们也会愈加感到父母的恩情。

丈夫伺候月子，莫把希望寄托在老人或其他人身上。"解放"你的高堂吧，想想父母为拉扯抚养你们这一代已经心力交瘁，大多也病疴缠身，别让他们再为你们的下一代多付出了，减轻他们的负担吧，不能再拖累他们。另外，自己的儿女自己不精心侍弄，父亲的责任与义务又如何履行呢？恐怕既无颜见爹娘又愧对妻小。尤其是在你成为父亲的此刻，你一定会顿悟父母养育的恩情重如泰山，真正体会到他们无比深厚的爱，进而更加孝敬父母，既不让他们再受服侍之累，又让他们从孙子辈的天真可爱中汲取欢乐，尽享天伦。

080 产后不良体质宜采取的保健方法

妇女产后不良体质的形成是由于分娩过程本身耗血伤气，加之怀孕时对养生保健不重视，分娩过程中费时用力，故易形成气虚、血虚、气血两虚，阴虚、阳虚、阴阳两虚，血瘀、气郁等不良体质，上述不良体质宜采用下列养生保健方法。

1. 妇女产后血虚体质的保健

（1）体质特点及形成原因：面色苍白无华或萎黄、唇色淡白、头晕眼花、心悸失眠、手足发麻、妇女月经量少、延期、甚或经闭、舌质淡、脉细无力。此多由于失血过多，所耗之血一时未能补充，或脾胃功能减退，血液生化不足，或七情内伤过度，阴血暗耗，或为瘀血不祛，新血不生所致。若病则怔忡健忘，手足拘挛，指甲畸形，或经闭不孕。

（2）保健方法：①谨防"久视伤血"。因为"目得血而能视"，所以长时间看书、看报、看电影、看电视，不仅会损伤眼睛的视物功能，还会使本来就不足的血更虚。②不可劳心过度。因为"心主神明"，所以思虑过度，会耗伤心血。③饮食调养。平素可常食桑椹、荔枝、松子、黑木耳、菠菜、胡萝卜、猪肉、羊肉、牛肝、羊肝、甲鱼、海参、平鱼等食物，因为这些食物均有补血养血的作用。④药物治疗：可常服当归补血汤、四物汤，或归脾汤。若气血两虚，则须气血双补，选八珍汤、十全大补汤，或人参养荣汤。

2. 妇女产后气虚体质的保健

（1）体质特点及形成原因：形体消瘦或偏胖，体倦乏力、面色白、语声低怯、常自汗出，动则尤甚，心悸食少。舌淡苔白、脉虚弱。此多由年老体弱，或急、慢性疾病的消耗，造成以体力或脏腑功能下降为基本表现的临床征象。若病则诸症加重，或伴有气短懒言、咳喘无力；或食少腹胀，大便溏泄；或脱肛、子宫脱垂；或心悸怔忡，精神疲惫；或腰膝疲软，小便频多，男子滑精早泄，女子白带清稀。

（2）保健方法：①气虚做养肾操（参见前述"孕前宜养肾"）。②饮食调养。可常食粳米、糯米、小米、黄米、大麦、山药、莜麦、籼米、马铃薯、大枣、胡萝卜、香菇、豆腐、鸡肉、鹅肉、鹌鹑、牛肉、兔肉、狗肉、青鱼、鲢鱼。若气虚甚，当选用"人参莲肉汤"补养。③药物治疗。脾气虚，宜选四君子汤，或参苓白术散；肺气虚，宜选补肺汤；肾气虚，多服肾气丸。平素气虚之人宜常服金匮薯蓣丸。

3. 妇女产后阴虚体质的保健

（1）体质特点及形成原因：形体消瘦，面色苍暗或潮红，平素口燥咽干、心中时烦、手足心热、少眠、怔忡、便秘、尿黄、不耐春夏、多喜冷饮、自觉骨蒸、脉细数，舌红少苔。此种体质多由高热大汗、吐泻失血等，致全身正常物质消耗过多，及由此引发的功能过亢表现。若病则上述诸证加重，或伴有干咳少痰，潮热盗汗（肺阴虚）；或心悸健忘、失眠多梦（心阴虚），或腰酸骨蒸、眩晕耳鸣、男子遗精，女子经少（肾阴虚）或胁痛眼涩、视物昏花（肝阴虚）；或饥不欲食，口渴便秘（胃阴虚）。

（2）保健方法：阴虚之体质，关键在补阴；但由于阴虚不能制阳，常表现为阴虚阳亢的虚热证，故在补阴的同时，还须佐以清热；五脏之中，由于肝藏血，肾藏精，同居下焦，所以，以滋养肝肾二脏为要。

①精神调养：阴虚体质之人性情急躁，常常心烦易怒，这是阴虚火旺，火扰神明之故。尤为遵循《内经》"恬澹虚无""精神内守"之养神大法。平素加强自我涵养，常读自我修养的书籍，自觉地养成冷静、沉着的习惯。在生活和工作中，对非原则性问题，少与人争，以减少激怒。要少参加争胜负的文娱活动。

②注意环境调摄：此种人由于形体瘦小，而瘦人多火，故常手足心热，口咽干燥，常畏热喜凉，冬寒易过、夏热难受。故每逢炎热的夏季，应注意避暑，有条件的应到海边、高山之地旅游。"秋冬养阴"，对阴虚体质之人更为重要，特别是秋季气候干燥，更易伤阴。居室环境应安静，最好住坐北朝南的房子。

③饮食调养：饮食调养的原则基本上是保阴潜阳，宜清淡，远肥腻厚味、辛辣燥烈之品。可多吃些芝麻、糯米、蜂蜜、乳品、甘蔗、蔬菜、水果、豆腐、鱼类等清淡食物，并着意食用沙参粥、百合粥、枸杞粥、桑椹粥、山药粥。条件许可者，可食用燕窝、银耳、海参、淡菜、龟肉、鳖肉、冬虫夏草炖老雄鸭等。对

于葱、姜、蒜、韭、薤、椒等辛味之品则应少吃。

④节制性欲：精属阴，阴虚当护阴补阴，而性生活太过伤精，故应节制性生活。

⑤体育锻炼：不宜过激活动，着重做一些调养肝肾运动：太极拳、八段锦、内养操等较为适合，气功宜固精功、保健功、长寿功等，着重做咽津功法。

⑥药物治疗：女贞子、山茱萸、五味子、旱莲草、麦冬、天冬、黄精、玉竹、玄参、枸杞子、桑椹、龟甲诸药，均有滋阴清热之作用，可依证情选用。常用中成药方剂有六味地黄丸、大补阴丸等。由于阴虚之体质，又有肾阴虚、肝阴虚、肺阴虚、胃阴虚等不同，故应随其阴虚部位和程度不同而调补之，如肺阴虚，宜服百合固金汤；心阴虚，宜服天王补心丸；脾阴虚，宜服慎柔养真汤；肾阴虚，宜服六味地黄丸；肝阴虚，宜服一贯煎。著名老中医秦伯未主张长期服用首乌延寿丹，认为本方有不蛮补，不滋腻，不寒凉，不刺激四大优点。服后有食欲增进，睡眠舒适，精神轻松愉快的效果，很值得采用。

4. 妇女产后阳虚体质的保健

（1）体质特点及形成原因：形体白胖，或面色淡白无华，平素形寒喜暖、四肢清冷、精神不振、小便清长，大便时稀，唇淡，常自汗出，脉沉乏力，舌淡胖。此因内伤久病，或年老体衰导致生理功能低下、热能不足为主要表现。若病则畏寒踡卧身面浮肿，小便不利；或腰脊冷痛，下利清谷；或阳痿滑精，宫寒不孕；或胸背彻痛，咳喘心悸；或夜尿频多，小便失禁。

（2）保健方法：阳虚之体质，关键在补阳；但由于阳虚不能制阴，常表现为阳虚阴盛的虚寒证，故应补阳以制阴，兼以祛寒。五脏之中，肾为一身阳气之根，脾为阳气生化之源，故当着重补之。

①环境调摄：此种人多形寒肢冷，喜暖怕冷，耐春夏不耐秋冬，较常人总是多着衣被，适应寒暑变化之能力差，稍微转凉，即觉冷不可受，因此，对于阳虚体质，环境之调摄尤为重要。在严寒的冬季，要"避寒就温"，在春夏之季，要注意培补阳气，"无厌于日"。从而提高人体的抵抗能力，为适应冬季的严寒气候做好准备。有人指出，如果能在夏季进行 20 ~ 30 次日光浴，每次 15 ~ 20 分钟，

所得的紫外线将能够使用一年。对于产妇、老人及体弱之人，夏季切不可在室外露宿，睡眠时不要让电扇直吹；有空调设备的房间，要注意室内外的温差不要过大，同时避免在树荫下、水亭中及过堂风很大的过道久停，因为产妇、老人气血虚弱，再加上夏季人体阳气趋向体表，毛孔、腠理开疏，如果不注意夏季防寒，只图一时之快，就很容易造成手足麻木不遂或面瘫等中医学所谓的"风痹"病的发生。

②加强体育锻炼：因"动则生阳"，故阳虚体质之人，要大大加强体育锻炼，春夏秋冬，坚持不懈，每天进行 1～2 次。具体项目，因体力强弱而定，如散步、慢跑、太极拳、五禽戏、八段锦，内养操、工间操、球类活动，各种舞蹈活动等。亦可常做日光浴、空气浴，强壮阳气。

③饮食调养：平素应多食壮阳作用的食品，如羊肉、狗肉、鹿肉、鸡肉；根据"春夏养阳"的法则，夏日三伏，每伏可食附子粥或羊肉附子汤一次，配合天地阳旺之时，以壮人体之阳，最为有效。

④药物治疗：常用药物有鹿茸、海狗肾、蛤蚧、冬虫夏草、巴戟天、淫羊藿、仙茅、肉苁蓉、补骨脂、核桃、杜仲、续断、菟丝子等，均可随证选用。平素调补应服用金匮肾气丸、右归丸，或全鹿丸，其中右归丸更佳，阴阳并补，又益精血，是阴中求阳良药。

⑤综合调摄

a. 多看富有鼓动、激励的电影、电视，勿看悲剧、苦剧。多听轻快、开朗、激动的音乐，以提高情志；多读积极的、鼓动的、富有乐趣的、展现美好生活前景的书籍，以培养开朗、豁达的意识，在名利上不计较得失，知足常乐。

b. 多参加体育锻炼及旅游活动：因体育和旅游活动均能运动身体、流通气血。既欣赏了自然美景、调剂了精神、呼吸了新鲜空气，又能沐浴阳光，增强体质。气功方面，以强壮功、保健功、站桩功、动桩功为宜，着意锻炼呼吸吐纳功法，以开导淤滞。

c. 饮食调养：可少量饮酒，以活动血脉、提高情绪。多食一些能行气的食物，如佛手、橙子、橘皮、荞麦、韭菜、茴香菜、大蒜、火腿、高粱皮、刀豆、香橼等。

　　d. 药物治疗：常用香附、乌药、川楝子、小茴香、青皮、郁金等善于疏肝理气解郁的药为主组成方剂，如越鞠丸等，若气郁引起血瘀，当配伍活血化瘀药，如红花、当归等。

5. 妇女产后血瘀体质的保健

　　（1）体质特点及形成原因：面色晦滞，肌肤甲错，眼眶黯黑，平素红缕赤痕、瘀斑、肿块、易出血，舌紫暗，瘀点，脉细涩或结代。此多由于：或因跌打损伤，或出血之后血郁不散，或因气滞而血流不畅，或气虚而运血无力，或因寒邪、热邪侵入血分等，皆可导致血淤。若病则胸、胁、少腹或肢体等处刺痛，固定不移，口唇青紫，或腹内有癥瘕积块；或妇女痛经，经闭，经色紫黑有块、崩漏；或有出血倾向、吐血、黑粪等。

　　（2）保健方法：本证摄生之道，关键在于畅通气血，内外兼施，缓慢调理，以改变体质状态。

　　①积极参加体育活动，多做有益于心脏的活动：各种舞蹈活动，太极拳、八段锦、动桩功、长寿功、内养操、保健按摩，均可实施；促进全身各部位活动为原则。气功则加强运气功法，以助血供。因"心主血脉"，故可多做有益于心脏的活动。

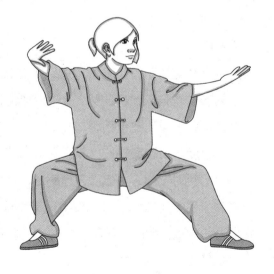

　　②饮食调理：可常食桃仁、油菜、蘑菇、黑大豆等具有活血祛瘀作用的食物，酒能常饮、每次少饮，醋可多吃。山楂粥、花生粥宜多喝。

　　③药物治疗：当随瘀血之部位而遣方用药，并配以补气行气药。若头部瘀血，用通窍活血汤；胸部瘀血，选血府逐瘀汤；腹部瘀血，用膈下逐瘀汤，或小腹逐瘀汤；躯干四肢瘀血，选身痛逐瘀汤；胁下痞块，用鳖甲煎丸。倘若瘀血大部分去后，

即投补气养血扶正之剂，以利善后，防止瘀血复生。

081 产后保持形体美宜采取的措施

有些身材苗条、亭亭玉立的少妇，经过怀孕、分娩后身体逐渐肥胖起来，变得臃肿不堪。为什么会出现这种现象呢？这主要是因为妊娠引起下丘脑摄食中枢功能紊乱，使脂肪代谢失去平衡，从而导致医学上称谓的"生育性肥胖"。那么，怎样才能避免这种现象呢？年轻的妈妈们，以下几点可供你们参考。

1. 饮食合理

产后饮食不当，营养过度是造成肥胖的原因之一。产后增加营养是必要的，但不宜进食过多的高脂肪、高糖的食物，鸡、鸭、鱼、肉、蛋都应适量，并多吃豆制品、蔬菜和水果来满足机体对蛋白质、矿物质、维生素和纤维素的需求，又可预防肥胖的发生。

2. 母乳喂养

亲自哺乳可以促进乳汁分泌，加速母体的新陈代谢和营养循环，可将身体组织中的多余营养成分排出来，以减少脂肪堆积。而且母乳中含有抗体和多种营养元素，有利于婴儿健康和智力发育。

3. 早期活动和锻炼

如无会阴破裂，一般应在产后 24 小时下床活动，1 周后可做些力所能及的家务活，可在床上做仰卧位的腹肌运动或俯卧位的腰肌运动，如双腿上举运动等。这些运动对减少腹部、腰部、臀部的脂肪积累有明显的作用。

4. 其他

若采取上述措施，仍较肥胖者，宜采取以下方法。

（1）腰部健美操：本操可使女性腰肌发达，运动自如及苗条纤柔。

第一节：两腿分开站立，两手叉腰，先向左侧扭转腰部至最大限度，再向右侧扭转，连续进行 10 ~ 20 次。

第二节：两腿分开站立，两手叉腰，先向前、再向左右弯腰，然后直立，重复 10 次。

第三节：站立，背靠墙或树，两手向上伸直，腰向后弯；两手扶住墙或树由上向下移，直至不能再弯为止，然后直立，连续 5 ~ 10 次。

第四节：躺在床上或垫子上，闭眼，两腿交替伸直和屈曲，动作要缓慢，并与呼吸配合，呼吸均匀深长，并注意躯干肌肉的适当放松。

第五节：仰卧床上，右膝关节屈曲，使大腿尽量靠近胸部，停 1 ~ 2 秒后再伸直，然后换左腿进行，可交替进行数次。

第六节：先取左侧卧位，左臂垫在头下面，双腿稍微弯曲，然后尽量屈曲右腿，使膝关节接近头部，再慢慢伸直；两腿交替进行 10 次后，改换右侧卧位做重复动作。

第七节：跪在床上，双手支撑床面，像猫一样弓背、低头，腰部用力，然后慢慢抬头，放松腰背肌肉，使脊柱呈"V"形，在弓背时深吸气，塌腰时长呼气，反复练习。

第八节：仰卧床上，两膝关节弯曲，两臂放在体侧，头慢慢向上抬起，直到最高为止，停留一分钟左右，头再落下来，反复练习，直至颈部和腰部酸痛为止。

第九节：仰卧床上，以头和脚为支撑点。腰臀部尽量上挺，身体成桥形，持续半分钟后将臀部放下来，休息 2 分钟后再做；以起床及睡前各做 3 次为好。

第十节：坐在凳子上，用两手摩擦腰部肌肉，每次 5 ~ 10 分钟，也可用两拳在腰部脊梁骨的两侧轻轻拍打，每次 30 ~ 50 下。

第十一节：两腿分开站立，前臂伸直由前向上尽量抬高，头和背尽量后仰，然后低头弯腰，两手心尽量垂直摸脚尖，注意膝关节不要弯曲，然后再抬肩抬头向后仰身；反复练习。

第十二节：两腿分开立地，两手叉腰，先按顺时针方向扭转腰肢 10 圈，再逆时针扭转 10 圈，最后向前后左右各弯腰 5 次。

（2）宜尝试用颜色减肥：如果你想瘦点，不妨在你的生活里加一点蓝色。据研究，一些颜色确能刺激我们的食欲，而其他一些颜色则会产生相反的作用。研究者发现，超级市场里卖出的 73% 的食物，顾客买它们并不是因为它们的味道，而是它们本身或包装的颜色。

充满活力的红色、橙色和黄色，会激起人们的食欲，而较为低调柔和的颜色却能抑制食欲，可达到减肥的效果。这些颜色包括蓝色、绿色、米色、灰色、灰白色和棕色等。

（3）勿在饭后躺着看电视：习惯饭后侧躺在沙发上看电视的人，小心发胖。人的副交感神经担负着使胃肠更好吸收的任务，当人侧躺时，精神和肉体皆呈放松状态，副交感神经即开始活跃起来，促使胃肠吸收加快。也就是说，躺着时，由于副交感神经的作用，养分会更有效地被肠胃吸收。比如，两个每天所吃食物热量相同的人，吃完饭后马上侧卧者更容易变胖。

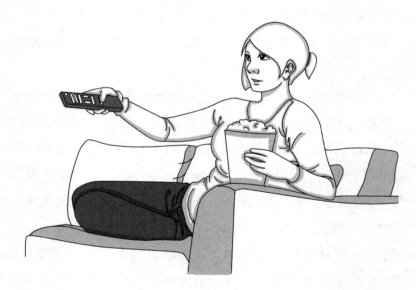

如果不想变胖，最好改掉食后即懒洋洋地往沙发上躺靠的生活习惯。当然也不必要在饭后进行跑步等剧烈运动，只要适度活动一下便可。

相反的，肠胃较弱，因吸收不良而不易长胖的人，或病后需要恢复体力的人，饭后倒是可以稍微侧躺一下，以提高肠胃的吸收功能。

不过，这里所说的侧躺，仅是指短暂的休息和放松，可不是躺下便呼呼大睡。

因为睡眠中，肠胃等消化器官也处于休息状态，如果吃完饭就睡觉，食物便会堆积在胃中难以消化，造成肠胃负担过重。而且由于肠胃内的食物，消化系统神经也无法完全休息，即使睡也不得安稳。

（4）心理调适是减肥的重要一环：由于精神因素与肥胖紧密相连，所以能否成功地减肥，心理调适非常关键。

心理学实验证明，胖人与正常人的进食心理大不一样，胖人的嗜食心理十分强烈，尤其易受外环境的影响。

人们稍加注意即会发现，胖人很关心开饭的时间，留心饮食的色、味，还喜欢挑好的食物吃，单纯控制饮食和增加运动，对减肥虽说是行之有效的，但往往给肥胖者增添"饥饿难耐"的痛苦。大量事实证明，长期靠意志与饥饿斗争，会严重影响人的精神状态。给工作与学习带来不便，而通过心理的自我调适，改善饮食习惯，却有可能从根本上控制肥胖的发生和发展，达到减肥的目的。下面简述主要的几项心理调适方法。

①注意避开引起嗜食心理的外界环境，无论个人还是集体用餐，在满足生理进餐量后，自己就应该分散注意力，也叫"分心情"，来暗示自己不能再吃而应退席。

②在生活中经常保持愉快的情绪，特别是在进餐时要尽量放松，丢掉任何紧张和压力。心理学实验证明，人类在轻、中度紧张状态时进食，总有饥饿感。其原理是紧张使神经中枢对食物的刺激更加注意，促使一种潜在的食欲加强，有些肥胖者在进餐时心理负担加重，而对美味佳肴则担心自己多食而发胖，其实这种担心会使他们更加饥肠辘辘，如果丢掉自己的担心，心情松弛下来，就会发现自己不是想象的那样饿，也并不那么"贪吃"。

③一定要改变用餐时狼吞虎咽的习惯。在生活中，人们可以经常看到肥胖者吃起东西来很香，科学家们发现在进食时，口腔具有某种负反馈作用，可以使人停止吃东西，吞咽太快，食物来不及充分刺激口腔中的感觉神经，神经中枢收不到相应足够的反馈信号，"饥饿"中枢就得不到相应的抑制，人就会觉得还饿，还要继续吃下去，这种狼吞虎咽的饮食习惯，在某种程度上造成了肥胖，所以在进

餐时最好细嚼慢咽，让食物在口腔中多停留一会儿，这样，吃得不太多也会自觉饱了。

④在规定的时间、固定的地点吃东西，这样可以定时、定条件来抑制进食动机，从而助您改掉吃零食的习惯，并提醒您"按时进餐"。

⑤专心用餐，吃饭时不要做其他的事。如读报、看电视、聊天等；这样做会一方面使您感到吃饭是大事；另一方面可以缩短用餐时间，集中注意力进食，可增加饱感，防止进食过多。

⑥盛饭碗小一点，蒸馒头时蒸小一些。因为人们的主食摄入量，是以碗（饭）或个（馒头）来计数的，由大减小，可以用心理上的"数"的不变来掩盖实际摄入"量"的减少，譬如，从大碗饭改为了3小碗，与从2大碗改为1.5大碗，尽管在物理量上相等，但在心理上是不同的。

⑦尽可能用分食制，这是可以避免多吃的另一重要原因——将残羹剩饭一扫光，生活中，家庭内的肥胖者常是饭桌上清扫战场者。

（5）减重＋瘦身＝完美曲线的最佳组合：广义健康的减肥应该是减重和瘦身的组合，只让肥胖者的体重下降而不能有效地帮助修整体型，是不符合健康的美学标准的。也就是说，美容师不但要帮助患者减掉多余的脂肪，还要帮助患者紧缩松软的肌肉，使肌肉结实而富有弹性，这个紧缩肌肉的过程就是瘦身。

那么，这里的减重和瘦身有什么不同呢？它们各自能对人的身体产生什么影响呢？

减重就是将体内脂肪细胞的体积由大（肥厚）变小（瘦薄）。简单而言，脂肪必须轻化重量，即在肌肉运动过程中，脂肪通过有氧代谢而燃烧成水和二氧化碳才能被消耗掉，持续地消耗脂肪，体重才会逐渐下降，要想使体重下降明显，其实并不难，因为减重本身要求多部位甚至全身性的肌肉同时运动，效果才显著；所以在做减重课程时，身体上越多的肌肉同时产生运动，消耗的重量越多，体重下降越明显。一般超出标准体重的患者，我们只需要尽可能多使其全身的肌肉都得到锻炼，增加其耗氧量，迫使脂肪释放出脂肪酸转化成能量消耗掉，就可以减少其体内多余的脂肪，使其体重降到理想的标准。

而瘦身主要是刺激肌肉产生机械与密集的运动，紧缩全身各部位松软的肌肉，使身上的肌肉紧附在它应该附着的部位上。它的主要对象是松垮下垂的浮肉，可以局部塑造曲线，也可以整个身体塑形，像体重超出标准者在做完减重之后，紧接着来一个瘦身课程，可以解决减重之后脂肪细胞排列疏松、肌肉松软的问题。

对于标准体重的人们，参加瘦身活动同样对身体有好处，因为体重标准并不代表身材标准，体重标准是全身细胞体积标准，身材标准除了体重必须标准外，还需要有结实而富有弹性的肌肉支撑，所以一般体重标准、工作量轻的人们，如果平时没有时间或习惯保持固定的运动，自然可以参加瘦身课程，借此来改善不标准的体型，同时也可以预防不标准体型的发生。

（6）左手拿筷子可减肥：最近，日本东京医科大学教授阿岸铁三先生，根据自己的体验，开发出一种减肥妙法，即在吃饭时改用左手拿筷子；由于不大习惯，初始非常吃力，尤其是夹起豆腐时要费很大的劲，吃饭时，如果想要剔除鱼骨，更是麻烦。

这样经过大约1周的时间，阿岸铁三先生的体重减轻了，胆固醇值也平稳了，血液生化值均接近于正常。

另外，经常用单手拇指与示指按摩或扭捏掌心，也可以使内脏与内分泌系统趋于正常，抑制食欲，从而医治肥胖症，方法是每天早、午、晚饭前，按摩两分钟，以达到减肥的目的。

（7）营养素缺乏可导致肥胖：美国加州大学生物营养学研究中心的营养与肥胖学专家伯尼·凯格尔博士通过大量的实验证实，某些单纯性肥胖并非是单一的营养积累，而是体内缺乏促使脂肪转化为热量的至关重要的一些营养素（维生素 B_1、维生素 B_2、维生素 B_6、维生素 B_{12}、维生素 C、烟酸及微量元素锌、铁、镁），导致脂肪分解的生化过程受阻的结果。当人们因偏食或过分限食，食物单调而出现上述营养物质摄入不足时，脂肪的氧化分解就受到明显影响，使脂肪的氧化速度减慢；此外，微量元素锌、镁缺乏时，体内三酰甘油（甘油三酯）含量增加，脂肪生长因子活性增强。

（8）腹泻减肥不可取：为了达到减肥目的，有的人经常吃些泻药或有腹泻作用的寒凉食品，其结果必然会使身体脱水，导致人体所需的各种养分迅速排出体外，严重时会产生虚脱。还有腹泻后不仅营养成分排出，而且会因为虚脱导致厌食，使人体无法补充必要的养分，产生严重后果；由于虚脱和厌食，自然人体就会疲软无力，腹痛难忍，于工作学习不利；另外，停止腹泻后，脂肪还会堆积复原。

（9）利用仪器减肥：这里主要介绍光学减肥仪、吸脂减肥仪与运动减肥仪三种。

①光学减肥仪：此种仪器减肥的原理是利用特定光波，特定强度的光子在物理介质的参与下促进脂与氧的结合（也叫脂肪天然火光）变成能量消耗脂肪。

②吸脂减肥仪：本减肥仪由两部分组成，一部分是"碎"脂器，另一部分是抽运脂肪的机械吸脂器。

吸脂器采用负压原理，把"粉碎"的脂肪从人体内抽取出来；"碎"脂器的种类较多，有微波、电磁、超声波等，目的都是为改变人体内脂肪状态，完成"碎"脂任务。

超声"碎"脂的原理是把可以发射超声波的头插入脂肪组织内，利用超声波的声能选择性作用于脂肪组织。

吸脂减肥方法适用于身体健康、单纯性原因引起的、局部脂肪堆积的中青年患者。

③运动减肥仪：是指经过各种体育锻炼来达到去脂减肥目的。其原理是通过刺激，使人体的多脂部位获得能量，局部或全身体液循环增加，能量消耗也加大，可起到减肥作用。减肥的效果比起吸脂减肥来说，要缓慢一些，效果也不会那么明显，但较安全，痛苦也少一些。

（10）降低食欲的减肥呼吸法：此减肥法为日本瑜伽大师内藤景代女士所创，能把我们通常采用的胸式呼吸改为慢慢活动腹部和腹式呼吸，这样可吸入充足的氧气，经血液输送到身体各个部位，进而促进新陈代谢。

减肥呼吸法的要点：改用腹式呼吸，集中精力，最初呼吸 4 秒钟，习惯后延至 15 秒，每天 15 分钟，持续 3 个月。

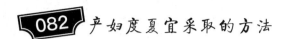

082 产妇度夏宜采取的方法

中医学认为，妇女产后百脉空虚，不耐邪侵，尤怕受风着凉或引起产褥感染。而夏季天气炎热，如果一味强调"避风"，产妇常常遍身起痱子、暑疹，有时还会引起中暑、昏迷和生殖器感染，反而影响了产妇的康复。

产妇如何度夏？可从以下几方面来综合考虑。

1. 充分的休息

产妇在产褥期内必须有充分的休息时间，但由于夏季室内气温较高，不利于产妇休息，所以调节房间的温度便是当务之急。一般而言，产妇休息的房间不要紧闭门窗，尽可能地保持自然通风的状态。当气温超过 30℃时，可使用空调降温，也可以使用电风扇，但风扇不能直接对着产妇吹；当室温超过 33℃时，温度不可降得太低，以 28℃为临界。

2. 合理的营养

夏季暑热，正常人的食欲也会减少，产妇更容易食欲缺乏。但产妇要恢复分娩过程中的体力消耗，必须要有足够的热能摄入和各种营养素的供给。所以，一些滋补之品（如鲫鱼汤、猪蹄汤、老母鸡汤等）绝不可缺，但一次分量不要太多，每天除正常的 1 日 3 餐之外，可另行加餐 2 ~ 3 次。食物要做得清淡些，不可图一时嘴爽而多吃刺激性食物（如酒、辛辣食品等）；产妇夏季要主动地多饮水，不要等口渴了才喝水。

3. 良好的卫生

这主要表现在三个方面。一是搞好个人卫生。要破除产后不刷牙、不洗手、不梳头等旧风俗，早晚要刷牙，饭前便后要洗手。夏季炎热，产妇出汗多，要多沐浴、勤换衣，最好只用淋浴，避免引起生殖器感染。二是注意食品卫生。这主要是因为夏季久置的食品容易变质腐败，所以产妇不能食久置的食品（即使是使用冰箱，食品贮存时间也不可太长），更不能吃被苍蝇叮过的食品（如蛋、肉）。三是重视居住环境的卫生。房间要勤打扫、勤消毒、勤灭蚊虫，可使用空气清新剂或负离子发生器，保持空气的清洁卫生，尽可能地避免病毒和细菌的感染。同时，产妇居住的房间要尽可能地保持安静，避免过分吵闹和太多的探视。

083 乳母宜常补钙

据美国密歇根大学的流行病学家玛丽弗兰·索沃斯和她的同事们调查发现，喂养孩子 6 个月或者更长时间的母亲的脊椎骨质密度平均降低 5.1%，大腿骨质密度平均降低 4.8 %；而用牛奶喂养她们的婴儿或者母乳喂养不到 1 个月的妇女，骨钙几乎没有丢失。

研究人员认为，对于大多数健康的妇女来说，因哺乳丢失的钙将会很快得到恢复。母乳喂养孩子 6 ~ 9 个月断奶的妇女 1 年后恢复了丢失的骨钙，而哺乳期超过 9 个月的妇女的骨钙却没有得到恢复。由此看出，年轻和营养不良的乳母，长期哺乳可能会丢失大量的骨钙，这就有可能导致她们绝经后骨质疏松。

那么，是否要提倡用代乳制品喂养或大大缩短母乳哺育婴儿的时间呢？答案自然是否定的。原因是母乳是婴儿最佳的食物，且用母乳哺育婴儿，还有可能避免母亲日后患乳腺癌的危险。因此，为了避免母亲哺乳时间过长而增加患骨质疏松症的危险，年轻的乳母要注意多吃富含钙和维生素 D（钙的吸收量受维生素 D 的影响）的食物。此类食物有粗杂粮、牛奶、鱼类、禽蛋、动物内脏、大豆及其制品、水果和新鲜蔬菜等。

084　产后不宜即服人参

有些丈夫爱妻心切，当妻子刚生完孩子便为她们端上一碗人参汤，以补养身体。这种关心体贴妻子的心情是可以理解的，但其做法却不大妥当。原因有如下两点。

一是人参含有多种有效成分，如作用于中枢神经及心脏、血管的"人参辛苷"；降低血糖的"人参宁"及作用于内分泌系统的配糖体等。这些成分能对人体产生广泛的兴奋作用。其中对人体中枢神经的兴奋作用，能导致服用者出现失眠、烦躁、心神不安等不良反应。而刚生完孩子的产妇，精力和体力消耗很大，十分需要卧床休息。如果此时让其服用人参，她们反而会因兴奋难以安睡，影响精力的恢复。

二是中医学认为"气足则血畅"。人参是大补元气的药物，服用过多，可促进血液循环，加速血的流动。这对刚刚生完孩子的产妇十分不利，因为妇女在生孩子的过程中，内外生殖器的血管多有损伤。服用人参，有可能影响受损血管的自行愈合，造成流血不止，甚至大出血。

因此，妇女在生完孩子的 1 周之内，最好不要服用人参。但在临产前或生完孩子一段时间之后，适当地服用一些人参，则对产妇有一定的帮助。因为产前服用人参，可增加产妇的兴奋性，有助于胎儿顺利产出；而产后 7 天左右，产妇的伤口已愈合，此时服点人参，有助于产妇的体力恢复。

085　要了解口服长效避孕药的不良反应及处理

1. 类早孕反应

有此反应者约占用药人数的 50%，症状多为先重后轻并逐渐消失，处理方法同口服短效避孕药。

2. 变态反应

极个别人有此反应。一旦发生，应及时给予抗过敏治疗。另外，在每次用药后应观察 15 ~ 20 分钟,以免发生意外。

3. 月经失调

(1)经期延长、经量多:可于经前 5 ~ 7 天服用避孕药 1 号或 2 号,连服 4 ~ 7 天,经期可转为正常。连续使用 3 个月,若停药后仍不见好转,可重复用药。

(2)月经后出血:可加服炔雌醇 0.015 ~ 0.025 毫克,直至下次服用长效避孕药为止。

(3)长期出血不止:如出血量不多,可口服避孕药 1 号或 2 号,每日 1 ~ 2 片,连服 4 天。另在用长期避孕药第 11 天后加用口服避孕药 1 号或 2 号预防下次出血。流血量多者可进行刮宫。

(4)月经周期缩短:应用长效避孕药 10 天开始加服避孕药 1 号或 2 号,每次 1 ~ 2 片,连服 4 ~ 6 天。

4. 其他不良反应

用长效避孕药 3 个月后,有半数用药者有白带增多的现象,约 5% 的人血压升高,停药后均可恢复正常。

如果自己不能判断清楚,最好到妇幼保健所或医院的妇产科请大夫帮助解决。

086 产后脱发宜采取的保健治疗方法

有不少妇女产后常常脱发,尤其是一些青年妇女,很是苦恼,脱发的原因有:一是精神性脱发;二是生理性脱发。那么,有哪些方法可以防止脱发呢?

1. 调节饮食,避免肥胖

因肥胖人新陈代谢旺盛,皮脂腺分泌活跃。平日要少吃肉,多食素食,尤其是多食用优质蛋白质,因为优质蛋白质有预防血管老化,促进毛囊血液循环,保证毛发营养的作用,黑豆、黄豆、玉米、甲鱼、黑芝麻、鲜奶、海带、紫菜、莴苣、卷心菜可常食之。总之,膳食要多样化,多吃新鲜、清淡的食物,少吃脂肪含量高的食物。

2. 养成良好的生活习惯

（1）勤梳头。因为梳头等于局部按摩，以增强头皮的新陈代谢，但不要用尼龙梳子和头刷，因尼龙制品易产生静电，给头发和头皮带来不良刺激。

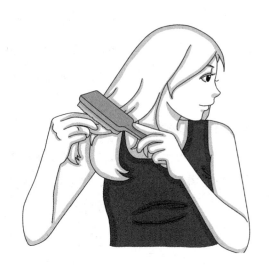

（2）勤洗发。洗发时边揉搓边按摩，但不要用脱脂性强的洗发剂。

（3）戒除不良饮食习惯。如暴饮暴食、偏食厚味、酗酒、抽烟等。

（4）消除压抑感。因精神压抑越深，脱发越严重。

（5）合理使用吹风机。吹风时至少距离头发 20 厘米，停留时间不超过 3 秒钟。

（6）房间湿度调节适宜，既不过干，又不过湿。

（7）防止便秘。因便秘引起痔疮，会加速顶部脱发。

3. 药膳生发

（1）乌须生发酒

原料：何首乌、黄精、枸杞各 150 克，卷柏 15 克，米酒 1500 毫升。

制作：将何首乌、黄精、枸杞、卷柏分别用清水洗干净，隔水蒸 30 分钟左右，风干；然后放入瓶内，注入米酒，密封瓶口，浸泡 10 天，即可饮用。

功效：补血养颜，生毛发，乌须发，去黑斑；也适用于身体虚弱，气血不足而致头晕眼花、失眠、心悸者。

（2）芪党首乌炖猪脑

原料：北黄芪、党参各 15 克，何首乌 30 克，猪脑 2 副，生姜 2 片，大枣 4 枚，盐少许。

制作：将猪脑浸于清水中，撕去表面薄膜，挑去红筋，放入滚水中稍滚取出，备用；再将北黄芪、党参、何首乌、生姜、大枣分别用清水洗干净；生姜刮去姜皮，大枣去核，备用；再将以上材料全部放入炖盅内，加入适量凉开水，盖上盖，放入锅内，隔水炖4小时，加入盐水少许调味，即可进食。

功效：补益气血，补肾益精；生发茂发。

（3）生发糖

原料：核桃仁、黑芝麻各250克，红糖500克。

制作：将红糖放入锅内，加水适量，用武火烧开，移文火上煎熬至稠厚时停火，加炒香的黑芝麻、核桃仁，搅拌均匀，将生发糖倒在涂有熟菜油的搪瓷盘内，摊平，待凉，用刀切成小块，装糖盒内备用；食用时，早、晚各服3块。

功效：健脑补肾，乌发生发。适宜于少白头、产后脱发者。

（4）首乌蛋汤

原料：鸡蛋2个，何首乌30克。

制作：将鸡蛋刷洗干净，砂锅内放入清水，把鸡蛋同何首乌共煮30分钟，待蛋熟后，去壳再放入砂锅内煮30分钟即成，先吃蛋后饮汤。

功效：滋阴养血，可防治脱发过多，头发早白。

（5）黄芪粥

原料：黄芪29克，粳米50克。

制作：以纱布袋装黄芪置砂锅内，与粳米和适量水煮成粥；每日1剂，连服15～30天。

功效：补气益肺，养血生发。

七

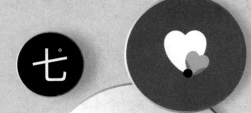

产后疾病防治
宜与忌

087 产后精神异常宜采取的保健治疗措施

妊娠、分娩是正常育龄妇女的自然生理现象，为延续人类存在所必需。由于生育涉及受孕、妊娠、分娩、哺乳等许多环节，其中无论哪一环节出现问题，都会对孕产妇的身心健康带来不良影响。特别是在"十月怀胎，一朝分娩"后的产褥期，由于产妇在分娩过程中，经历了一个巨大的生理变化和心理应激过程，身心处于极度的疲惫状态，加上胎儿呱呱坠地，产妇马上又要承担起作为母亲照顾、哺育婴儿的重大责任，这个时期如果产妇得不到妥帖的身心照顾，调理不周，很容易发生精神异常。

产后精神异常大多发生在产后第 4 天至第 4 周，以初产妇最为多见，发病率为 1%～2%，占精神病院住院女病人的 2%～8%，通常多数患者在出现明显精神异常之前，常表现有失眠、情绪不稳、烦躁不安、无故悲伤流泪、对婴儿及家属感情疏远等先驱症状。如果这时医务人员或家属未能及时发现及时处理，症状可继续加重，直至出现以下几种明显的精神疾病。

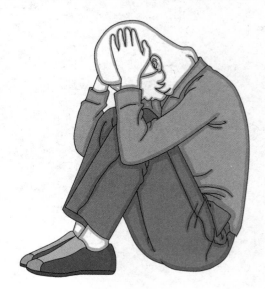

1. 神经症

产妇出现严重的焦虑、周身不适、食欲缺乏、心悸、烦躁不安，甚至不时地过度换气、肢体抖动、歇斯底里样发作等。

2. 抑郁－躁狂症

患病产妇情绪持续性低落、哭泣少语、悲观疑虑，甚至拒食、自伤、自杀等。

有些产妇还可表现为狂躁不宁、兴奋多语、忙碌不停、不肯安静休息、冲动易怒等。

3. 精神分裂症

患者无故紧张不安、恐怖、言语零乱、哭笑无常、思维不连贯、幻觉、有被害感等。有些严重的患者还可出现意识模糊、行为错乱、剧烈躁动、日常生活不能自理等。产后精神异常发生的确切原因还不完全清楚，但有研究表明可能与下列因素有关。

（1）激素水平波动：早在 1937 年就有学者发现，从分娩到发生精神异常，通常有 1 ～ 3 天的间隙期。此时测定患者体内的催乳素和雌激素，均为低值。研究者认为，由于分娩属于应激范畴，怀孕期间，肾上腺皮质功能增强，在分娩过程当中，由于母体精神和体力紧张，皮质醇分泌水平还将进一步上升，产后激素水平迅速下降。故认为该病与激素水平急剧变化有关。

（2）血液成分改变：有些学者研究了患者的血液成分、血液流变学等方面的情况，认为本病与分娩过程带来的血液成分改变，如血浆凝血因子 I、血小板数及黏附性增高、血容量增加导致颅内压上升等有明显关系。

（3）脑功能削弱：有些研究提示，产生精神异常与分娩时大出血、感染、疲劳等躯体因素，促使脑部功能削弱有关。

（4）个体素质不良：有些研究发现，原有精神病家族史、智能发育不全、神经类型不良或既往有过颅脑疾病的患者，产后比一般妇女更容易发生精神异常。

（5）社会心理因素：许多研究表明，除躯体因素外，社会心理因素在该病的发生上也起着重要的诱发作用。一些调查发现，多数产妇在妊娠期及临产前存在各种社会、心理问题，如害怕难产，担心分娩时大出血，担心分娩有后遗症，为胎儿性别担忧，担心产后无人照顾，考虑经济费用，担心胎儿不能存活等。

产褥期发生精神异常，会严重影响产妇分娩后的身体恢复。所以，一旦发现产妇有精神异常现象，应及时请心理卫生专家或精神专科医师会诊，明确诊断。家属要对病人给予更多的关怀，以免发生意外和产生后遗症。治疗上除应注意积极控制产褥期感染、保证足够营养外，可适量用些不良反应小的抗精神病药物辅助治疗。同时要特别注意给予患者有效的心理支持，避免其转为慢性精神病。

美国研究人员发现，母乳喂养能有效地抑制可引起产妇精神和神经紧张的某些激素的释放，稳定产妇情绪。

088 产后多汗宜采取的保健措施

一些产妇和家属皆认为产后多汗是身体虚弱的表现，于是便给产妇大吃补品。殊不知，并不解决问题。这是什么原因呢？

原因是怀孕以后，体内血容量增加，这就使得大量的水分在孕妇体内积聚，但分娩以后，产妇的新陈代谢活动和内分泌活动显著降低，机体也再不需要如此多的循环血量了，积聚的水分就显得多余，必须排出体外，才能减轻心脏负担，有利于产后机体的全面康复。

人体排泄水分的途径有3条，第一条是经泌尿系统从尿液中排出；第二条是通过呼吸，从呼出的气体中以水蒸气的形式带走水分；第三条途径是通过出汗的方式排出体外。所以产妇在产褥期不仅尿量增多，而且，支配汗腺活动的交感神经兴奋性也占优势，汗腺的分泌活动增强，这就使得产妇无论是在冬天还是在春秋季节，皆是全身汗涔涔的。由此可见，这是机体在产后进行自我调节的结果，并非是身体虚弱，也不是什么病态。属于生理现象，不是病，常在数日内自行好转，不必担心。但需注意的是，在出汗时，由于毛孔张开，易受风寒，所以要防止受风，着凉，且在出汗时，要随时把汗擦干，汗液浸湿的衣服要及时更换，注意保持皮肤清洁。倘若出汗过多，长久不消失，多是产妇体虚的表现，那就要积极治疗。可用黄芪20克，白术15克，防风10克，水煎服，每日1剂。

089 产后外阴干燥宜采取的保健治疗措施

笔者曾收到河南一姓张的小姐来信，信中说：自去年3月生孩子以后，至今已有 1 年未来月经，但仍有乳汁，已不够喂养孩子，需增加其他食品，可总是感到外阴变得非常干燥，几乎没有什么白带，甚至影响性生活，有时还伴有外阴瘙痒，觉得非常苦恼，应怎样办才好？

类似张小姐上述产后外阴干燥的事例还有不少，主要原因是：对于育龄妇女来说，其卵巢皆能分泌足量雌激素，雌激素的作用是使阴道上皮细胞增生、肥厚，并含有丰富的糖原，以致使阴道富有弹性并保持一定的湿润度。由于阴道有"自净作用"，因此，还可避免或减少局部发生炎症。

在怀孕以后，胎儿的胎盘也能够分泌大量的雌激素。一般来说，血液中的雌激素浓度过高时，就会对丘脑下部及垂体的功能产生抑制，以致垂体分泌的促性腺激素减少，受其支配的卵巢分泌功能也相应降低，特别是由于雌激素的不足，使阴道上皮细胞萎缩，黏膜变薄，宫颈黏液减少，妇女就会感到外阴干燥，有时甚至皮肤瘙痒，发生破裂。所以说，丘脑下部、垂体、卵巢形成一条轴线，完成对女性生殖器官功能的支配及调节。

那么，又如何解释来信所说的呢？产后已经 1 年多，血中雌激素水平已不太高，卵巢功能业已恢复，为什么还会出现外阴干燥的症状呢？道理很简单，这和张小姐产后一直给孩子喂奶有关。众所周知，生乳素也是由垂体分泌的，而生乳素对促性腺激素仍有抑制作用。由此可知，治疗张小姐这样的外阴干燥，首要的是断奶，因为孩子已经 1 岁多，可以进食很多辅食，这样卵巢功能显然可以很快恢复；此外，通过外用或口服一些雌激素制剂，也可改善症状，尤其是口服尼尔雌醇对改善阴道黏膜状况效果较好。

090 产后宜防阴道松弛

在未生育时，两性交合很紧贴，阴茎进阴道时有一种令人愉悦的感觉；但生育后就完全不同了，阴道显得很宽松，夫妇双方都会产生一种交合不够紧贴的感觉。这种情形可能影响性生活的和谐，造成丈夫的不满足及妻子的性压抑，甚至可能使夫妻关系破裂。

医学研究证实，产后阴道松弛的关键是耻骨、尾骨肌功能的下降。耻骨、尾骨肌是肛提肌群中作用范围最广的肌肉之一，它能托起盆腔内脏，保持盆尾阴部软组织张力，它和近端尿道壁括约肌相互交错，还伸延进阴道括约肌的 1 / 3，因此，它能收缩直肠下端和阴道，完善排便动作及阴道"紧握"功能。当两性交合时，耻骨、尾骨肌开始"工作"，阴道收缩，"紧握"阴茎，使两性结合更加完全、幸福。由此可见，防治产后阴道松弛，是要注意锻炼耻骨、尾骨肌的功能。具体方法如下。

第一，常做"提肛功"：即吸气时用力使肛门收缩，呼气时放松，反复 20 ~ 30 次，隔 1 ~ 2 分钟再进行 1 次，每天清晨锻炼 5 ~ 6 次，日间锻炼 2 ~ 3 次，锻炼时可采用慢速收缩，快速收缩或两者交替进行。

第二，可练国外的"盖格尔操"。具体步骤如下：首先是"开关水龙头"。患者坐在马桶上，两腿分开，开始排尿，中途有意识地收缩阴部肌肉使尿流中断，此时感到在收缩的肌肉就是耻尾肌（PC 肌）。如此反复排尿、止尿、排尿、止尿，就像反复开关水龙头一样。

第三，波浪状操练与收缩。即坐在椅子上，由后向前缓慢地收缩 PC 肌，在收缩状态下，从 1 数到 10，然后，由前至后逐渐放松。此时，脑子里可以想象海边的潮水，渐渐涨潮又渐渐退潮，反复操练，反复体验。

第四，结合以上或床上运动锻炼腰腹及臀腿肌肉。即仰卧床上，以头部和双脚为支点，抬高臀部，同时收缩 PC 肌，放下臀部，同时放松 PC 肌。反复数次。这样做，可使腰、腹、臀、腿肌与 PC 肌都得到有效的锻炼，提高 PC 肌的活力。

091 产后骨盆痛宜采取的保健治疗方法

引起骨盆疼痛的原因主要有产妇分娩时产程过长、胎儿过大、产时用力不当、姿势不正及腰骶部受寒等，或者当骨盆某个关节有异常病变，均可造成耻骨联合分离或骶髂关节错位而发生疼痛，此外，在韧带未恢复时，由于外力作用如怀孕下蹲或睡醒起坐过猛，过早做剧烈运动，负重远行等，均易发生耻骨联合分离，表现在阴阜处或下腰部疼痛，并可放射到腹股沟内侧或大腿内侧，也可向臀部或腿后放射。

一般来说，此病过一段时间（几个月甚至1年左右），疼痛会自然缓解，如果长期不愈可用推拿方法治疗，并可服消炎镇痛药，既可减轻疼痛，又可促进局部炎症吸收。那么，本病又如何预防呢？

第一，患有关节结核、风湿病、骨软化症的妇女应在怀孕前治愈这些疾病，然后再考虑妊娠。

第二，怀孕后，多休息，少活动，但不能绝对静止不动，要适当而不要做过分剧烈的劳动或体育锻炼，如做一些伸屈大腿的练习，尽量避免腰部、臀部大幅度地运动或急剧的动作。

第三，产后避免过早下床或在床上扭动腰或臀部。

092 预防产后肛裂宜采取的措施

产妇易患肛裂的原因主要是饮食。饮食质量高，又精细，容易引起便秘，有的产妇还吃羊肉、姜汤等热性食物，而不吃或很少吃蔬菜、水果，加上产妇卧床休息，活动少，以致肠蠕动减弱，大便在肠道内停留时间过久，水分被吸收而过于干燥、硬结，排便困难，肛裂随之发生，大便时肛门疼痛甚至出血。

防止肛裂的方法是：主要是改变饮食结构，宜多吃些新鲜蔬菜、水果等，以增加大便量，多吃鱼汤、猪蹄汤，以润滑肠道和补充足够的水分。

093 预防产后生殖器官感染宜采取的措施

产后生殖器官感染的原因是产妇在产褥期抗病能力差，加上阴道、子宫因分娩而造成的创伤还没有愈合，细菌极易由此侵入血液，再加上分娩后阴道外口有不同程度的充血、水肿，易引起撕裂伤，因此，产褥期的妇女如同房会发生外阴炎、阴道炎、子宫内膜炎、盆腔炎、子宫出血、阴部撕裂伤等，严重者还会引起败血症、失血性休克而危及生命。防止生殖器官感染的方法是：在产褥期切忌同房，在分娩前3个月至分娩后2个月要避免性交。平素要保持全身尤其是下身的清洁卫生，产前即要加强营养，休息好，增强抵抗力。

094 预防产后乳腺炎宜采取的措施

产后乳腺炎的原因除产后抵抗力下降外，其一是乳汁淤积，因为淤积的乳汁最适宜于细菌的生长繁殖；其二是因产妇乳头、乳晕的皮肤薄，易导致乳头破损而引起细菌感染。

防止乳腺炎发生的方法是：在怀孕开始后直至喂奶期间，都要用干净湿毛巾擦洗乳头和乳房，以保持清洁卫生，增强局部皮肤的抵抗力，从而杜绝细菌从裂口进入乳腺而起感染，在哺乳时要保持乳头清洁，避免损伤，减少感染途径；每次喂奶要将乳汁吸空，若婴儿吸不完，可用吸奶器吸空，不要让乳汁淤积在乳房中，以减少细菌繁殖的机会。

095 预防产后手关节痛宜采取的措施

产后手关节痛的原因是孕妇在分娩后，体内激素会发生变化，其结果会导致关节囊及其附近的韧带出现张力下降引起关节松弛，此时若过多从事家务劳动，或过多抱孩子，接触冷水，就会使关节、肌腱、韧带负担过重，引起关节痛，且经久不愈。防止手关节痛的方法是：在产褥期，产妇要注意休息，不要过多做家务，要减少手指和手腕的负担，少抱孩子，避免过早接触冷水。

096 预防产后膀胱炎宜采取的措施

产后膀胱炎的原因是产后膀胱的肌肉暂时还比较松弛，容易积存尿液，妊娠后期体内积聚的水分，在产后也主要通过肾脏排泄，从而增加了膀胱的负担，降低了膀胱的防病能力，这时细菌容易侵入尿道引起膀胱炎。预防膀胱炎发生的方法是：在产后宜多排尿，不要使尿在膀胱里贮存过久，以免细菌繁殖，还要经常清洗外阴部，保持清洁，同时要防止脏水流入阴道。

097 预防产后尿潴留的保健方法

产后尿潴留的发生，是因为分娩过程中子宫压迫膀胱及盆腔神经丛，使膀胱肌麻痹，运动弛缓无力；产后盆腔内压力突然下降，引起盆腔内瘀血；加上产程过长引起体力的大量消耗，而导致排尿困难，给产妇带来痛苦。需要采取的方法如下。

第一，产后4小时即应主动排尿，如果排尿很困难也应每3～4小时做1次排尿的动作，这样，有利于锻炼膀胱逼尿肌和腹肌的收缩力。

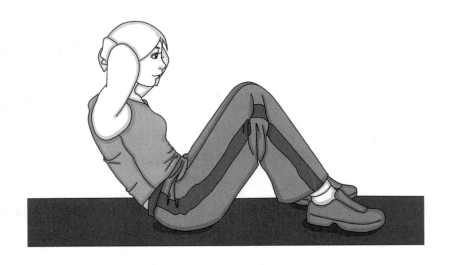

第二，常用温开水冲洗外阴、尿道，做排尿动作时可听一些流水声音（或用录音机放送）刺激大脑皮质可起疏导排尿作用。

第三，每日做 3 ~ 4 次仰卧起坐，每次重复做 10 ~ 20 次，加强血液循环，解除盆腔瘀血改善膀胱和腹肌的功能。

第四，用热水袋敷小腹部，可刺激膀胱收缩并有利于局部血液循环。

第五，在有尿意而不能排出时，可用拇指按压关元穴，持续 1 分钟便可排尿。

第六，用针灸治疗，取会阴、中膂俞、秩边、次髎及中极、关元等穴，可加以电针，每日 1 ~ 2 次，即可有效。

098 产后发热宜采取的保健治疗措施

在产褥期，产妇的体温一般是正常的，若产妇因产程过长而过度疲劳，或精神紧张，或因失血后而致阴血骤虚，阳无所附，营卫暂时失调时，于产后 1 ~ 2 天内体温也可略有升高，但一般不超过 38℃，且不伴有其他明显症状。经过休息和饮食，疲劳得以消除后，营卫便自行调和，24 小时之内其热可不治自退。又或产后 3 ~ 4 天，产妇分泌乳汁时由于乳房的血管和淋巴管扩张充盈，乳房膨胀，体温也可略有升高；若乳房过胀时，体温甚至可高达 39℃，此种情况称之为"蒸乳"发热。但蒸乳发热仅持续数小时即可自然消退。以上均不属病态。

病态的发热则表现为产后发热持续不退或突然出现高热，并伴有其他症状，中医学称之为"产后发热"。

西医学认为，产后发热大多由产褥感染所引起，因此，在未确定其他疾病前，常首先考虑为产褥感染；其次认为，妊娠期伴有妊娠中毒症，产前有胎膜早破或产程过长或分娩过程中产道感染；有心脏病、肝炎或泌尿系感染等并发症者，以及上呼吸道感染、乳腺炎或中暑等，均可导致产后发热。

中医学将产后发热的病因总分为外感、血瘀、伤食、血虚等类型，对乳腺炎引起的发热，则列入外科乳痈一类病症，不作产后发热论。

1. 外感发热

产后由于元气虚弱、腠理不密，卫外功能失常，因而易于感受外邪，如感受风寒、风热、暑热及邪毒等，均能导致发热。其中，感受的外邪性质不同。其症状特点及发热的程度亦不同。例如，外感风寒者，以发热恶寒，无汗，头身疼痛，脉浮紧为特点，治宜扶正解表、疏邪宣肺为法，可选用四物汤加防风、荆芥、桂枝、苏叶、前胡、桔梗等，养血扶正兼散风寒。如外感风寒发热，而又偏于气虚者，则选用参苏饮（人参、甘草、苏叶、防风、荆芥、桔梗、前胡）加减；如为外感风热者，则以发热，汗出恶风，头痛且胀，咽红而痛，脉浮数等为特点，治则辛凉解表、肃肺清热为法，可选用银翘散（金银花、连翘、薄荷、豆豉、牛蒡子、荆芥、桔梗、甘草、竹叶、苇根）加减。如咳痰黄稠者，加杏仁、贝母、瓜蒌仁、鱼腥草等；咽喉肿痛者，加板蓝根、玄参、马勃、山豆根等。

如产褥期正值盛夏，由于产妇对高温、潮湿和空气不流通的环境适应能力降低，易于感受暑热之邪而引起中暑，临床以发热多汗，面赤口渴，倦怠气短，脉虚数等症状为特点。治疗应以清暑益气、养阴生津为大法，轻者可选清络饮方（西瓜翠衣、鲜扁豆花、鲜金银花、丝瓜络、鲜荷叶、鲜竹叶心）；重者可选白虎加人参汤（生石膏、知母、甘草、粳米、人参）化裁。产妇中暑发展到严重程度时，可能出现昏迷、抽搐、血压下降、面色苍白、皮肤干燥无汗，体温高达40℃以上，致使生命受到威胁，故应重视预防工作。

以上产后外感发热，就其临床经过及治疗原则而论，基本与内科相同，但处方用药应结合产后体虚的特点，解表不宜过用发汗，清热不宜过用寒凉，并兼顾养血扶正之品。

产妇在妊娠末期如有贫血、营养不良等，以致气血不足；或分娩时产程过长和产时失血过多者，加之分娩时接生不洁或产褥期纸垫、衣被不洁等因素，均可由于正虚而邪毒内侵，从而引起发热。此类发热即西医学所称之产褥感染或产褥热。临床表现为寒战、高热，继而但热不恶寒，或起病即为高热，并见小腹疼痛拒按，恶露量多或少，色紫黑如败酱，心烦口渴，尿黄赤短，大便秘结，舌红、苔黄腻或干燥，脉数有力等症状。治法宜清热凉血解毒，可选用五味消毒饮（金银花、野菊花、蒲公英、紫花地丁、天葵子）合失笑散（蒲黄、五灵脂）加牡丹皮、赤芍、鱼腥草、益母草等。大便秘结者，再加大黄、芒硝泻下清热；高热不退，斑疹隐隐，舌绛苔黄燥者，乃是邪热入于营血，宜清热凉营，上方合用清营汤（犀角、生地黄、连翘、黄连、竹叶、丹参、玄参、麦冬）。由于治疗不及时，病情进一步发展，细菌侵入血液，则可发生菌血症或败血症，此时不仅体温变化很大，而且出现全身中毒症状，病人表现为神昏谵语，面色苍白，四肢厥冷，脉微而数等症状，对生命的威胁很大，需要积极抢救。中药方面，可用清营汤送服安宫牛黄丸或紫雪散，以清营凉血开窍。

发生产褥感染后，如治疗不彻底，可以变成慢性，如盆腔慢性炎症等，对于产后的恢复影响很大，严重时还能危及生命。因此，必须重视预防工作。如做好产前检查，及时补充营养、防治贫血；早期发现并治疗妊娠中毒症或其他并发症，在妊娠最后一个月禁止性交；临产时，尽量进食和饮水，抓紧时间休息，避免过度疲劳等。对于发生胎盘胎膜残留而行刮宫术者，则应注意预防感染；对产时出血过多者，或予输血治疗，或予中药益气补血；接生时则应注意无菌操作。此外，产后应注意卫生，保持外阴清洁，并保持恶露的排出和增加营养。

2. 血瘀发热

产后数日，由于恶露不能畅行，瘀血阻碍气机，致使营卫不和而发热，其特点为寒热时作，伴见恶露不下或所下甚少，色黯有块，小腹疼痛拒按，脉弦涩、舌紫黯等症状。治疗宜活血化瘀，清热解毒之法；可用加味活络效灵丹（当归、丹参、乳香、没药、金银花、连翘、知母）为主。

3. 血虚发热

产时出血过多，或产妇素体血虚，产后更加阴血不足，以致阳浮于外而发热，其特点多于午后低热，缠绵不已，或暮热夜凉，有汗或无汗，头晕目眩，心悸失眠，面色苍白或萎黄，舌偏淡，脉细数无力。血虚发热应以补血益气兼退虚热为大法，可选用八珍汤加减（党参、生黄芪、炒白术、当归、川芎、白芍、熟地黄、枸杞子、五味子、地骨皮、青蒿、甘草）水煎 2 次，合而分 3 次服。

如发热多在日晡，并见颧红、盗汗、五心烦热、舌红少苔等症，则是血虚兼阴虚，治以育阴清热为主，可用地骨皮饮（当归、川芎、白芍、熟地黄、地骨皮、牡丹皮）加青蒿、白薇等药；汗多者加浮小麦、麻黄根；失眠多梦者加首乌藤、柏子仁、炒枣仁等。

4. 伤食发热

产后脾胃虚弱，饮食不节，积滞于中，亦可郁而为热。临床表现为发热不高，胸脘饱闷，胃脘胀痛，嗳气腐臭，或有泄泻，苔黄腻，脉滑等症。治疗以消食导滞，健脾和胃为法，可选用保和丸加减（焦山楂、焦六曲、姜半夏、广陈皮、青连翘、云茯苓、炒白术、炒枳壳）。如大便秘结者，去白术加制大黄以泄热导滞。

5. 蒸乳发热

孕妇产后3～4天，乳汁不行或行而不畅，乳房胀硬疼痛或有结块，同时伴有发热、切脉弦数者，乃由于气机不宣，脉络受阻，营卫不和而发热。治疗宜解郁散结，通络下乳之法，可选用通草散（柴胡、青皮、白芷、桔梗、木通、通草、瞿麦、连翘、天花粉、赤芍、甘草）加减。如乳房胀痛较甚可加漏芦、路路通、丝瓜络、穿山甲等；乳胀痛而局部热感的，酌加黄芩、栀子、牡丹皮、蒲公英等。

蒸乳发热如仅持续数小时即自行消退者，可不作病态论，但若体温甚高且持续不退，即应警惕乳痈的发生，需积极治疗，以增强其通乳散滞之力，而防患于未然。

099 产后腹痛宜采取的保健治疗措施

产后腹痛指分娩后出现小腹疼痛的病症。可由血虚或血瘀所致。若为血瘀所致腹痛。症见产后小腹疼痛，拒按，色紫黯有块，舌质暗，脉沉涩，宜活血化瘀。散寒止痛，方用生化蜜膏。

生化蜜膏

原料：当归、益母草各30克，川芎、桃仁、甘草、牡丹皮各10克，炮姜5克，白蜜 50 毫升。

制作:前七味加水 500 毫升,煮取 300 毫升,去渣,加白蜜收膏,每服 30 毫升,每日 3 次。

功效:活血化瘀,温经止痛,适用于产后血虚受寒,恶露不下或是量少色暗,小腹冷痛拒按,舌紫并有瘀点等症。

若为血虚所致的产后腹痛,症见产后小腹隐隐作痛,腹部柔软,心悸不安,舌淡,脉虚细,治宜补血益气,方用肠宁汤,药用:当归、熟地黄、阿胶、人参、山药、续断、麦冬、肉桂、甘草。

此外,产后腹痛用药膳调理应有良好的效果,常用药膳如下。

1. 丹参粥

原料:丹参 30 克,糯米 50 克,大枣 3 枚,红糖少许。

制作:丹参加水煎汤,去渣后入糯米、大枣、红糖煮粥,温热食,每日 2 次,10 天为 1 个疗程,隔 3 天再服。

功效:活血化瘀,适用于产后恶露不尽,淤滞腹痛。

2. 益母糖茶

原料:益母草 6 克,红糖 15 克,茶叶 3 克。

制作:用开水煮 15 分钟,代茶饮。

功效:活血化瘀,适用于产后隐隐作痛,喜按,恶露量少色淡,头晕耳鸣,脉虚细。

3. 苏木煲鸭蛋

原料:苏木 6 ~ 12 克,青壳鸭蛋 1 ~ 2 个。

制作:将鸭蛋洗净,煮熟,去壳,入锅,加苏木同煮 30 分钟,饮汤食蛋。

功效:活血祛瘀,消肿止痛,适用于产后流血过多或产后血瘀腹痛,恶露淋漓不尽。

4. 焖地笋

原料:地笋 30 ~ 60 克,植物油、食盐各少许。

制作:地笋洗净,斜切成块。炒锅放植物油烧热,放少许食盐后,入地笋煸炒,加水适量；小火焖热，每日分 2 次食用。

功效：活血化瘀，止痛，适用于产后瘀血不尽，心腹疼痛，衄血，吐血等症。

5. 红蓝花酒

原料：红蓝花 30 克，酒 2000 毫升。

制作：将药入酒内，煎至减半，顿服一半，未止再服。

功效：活血化瘀，适用于一切风邪，如妇女产后，风邪侵入腹内，扰乱腹内气血，使气滞血瘀，发生腹中刺痛。

6. 验方

方一：芥菜籽、五灵脂各 10 克，白萝卜子 6 克，红糖 30 克，水煎服，每日 2 次。

方二：茄子叶、当归各 15 克，蒲公英 30 克，水煎服，每日 2 次。

100 产后眩晕宜采取的保健治疗措施

产后眩晕指分娩后，出现头晕眼花，不能坐起，或者心下满闷，恶心呕吐，甚则不省人事，可由血虚气脱或血瘀气闭所致。主要治疗方法如下。

若为血虚气脱所致血晕，主要症状为晕脱心悸、烦闷不适、手撒肢冷、舌淡无苔、脉微欲绝，用益气固脱法治疗，方用独参汤，即用人参 15～30 克，水煎服用。

若为血瘀气闭所致，主要症状为产后恶露不下或量少，小腹阵痛拒按，心下急满，神昏口噤，牙关紧闭，双手握拳，面色紫黯，舌黯苔少，脉涩；治宜行血逐瘀，方用夺命散，药用：没药 3 克，血竭 3 克。

此外，产后眩晕亦可用药膳调理。

1. 大葱糯米粥

原料：糯米适量，大葱连须数根。

制作：糯米淘净，煮粥，将熟时入葱，再沸；每日 1 剂，分 2～3 次温热服。

功效：散寒通阳，安胎止血，适用于产后眩晕等症。

2. 芎归毛鸡蛋

原料：毛鸡蛋（即孵化失败，在蛋中已死亡的鸡仔）2～5只，川芎5克，当归9克。

制作：将毛鸡蛋去壳，毛和肠脏洗净略切，与川芎、当归加水，炖熟后饮汤食鸡。

功效：补虚养血，适用于产后失血过多，头晕眼花。

3. 醋韭熏鼻验方

韭菜切细入瓶中，注热醋，以瓶口对产妇鼻孔，熏鼻令其醒。

101 产后身痛宜采取的保健治疗措施

产后身痛指在产褥期，产妇出现肢体关节酸痛、麻木、抽搐、肿胀等症。主要病因有血虚、肾虚、风寒湿、血瘀等，治疗方法如下。

1. 血虚所致的产后身痛

主要症状：产后出血过多，遍身关节疼痛，肢体酸楚、麻木，头晕心悸，脉细弱，治宜养血蓄气，温经通络，方用黄芪桂枝五物汤。

药用：生姜、黄芪各12克，白芍4克，桂枝9克，大枣4枚。

2. 肾虚所致的产后身痛

主要症状：产后腰背疼痛，腰腿乏力，足跟痛，眼睛黯黑，头晕耳鸣，舌质淡黯，脉沉细，宜补肾强腰，养血祛风壮筋骨，方用养荣壮肾汤。

药用：当归10克，川芎、肉桂、防风各6克，羌活、杜仲、川断、桑寄生各9克，生姜3片。

3. 风寒湿侵袭所致的产后身痛

主要症状：不慎感受风寒湿邪，周身关节疼痛，屈伸不利，或痛无定处或疼痛剧烈，或肢体肿胀，麻木重着，步履艰难，脉细缓，治宜养血祛风，散寒除湿，方用独活寄生汤。

药用：独活9克，寄生、杜仲、牛膝、细辛、秦艽、茯苓、肉桂心、防风、川芎、人参、甘草、当归、芍药、干地黄各6克。

4. 血瘀所致的产后身痛

主要症状：产后身痛，尤下肢疼痛，麻木重着，肿胀明显，触及皮肤可稍红，发硬，关节屈伸不利，舌暗红，脉细涩，治宜养血活血，化瘀利湿通络，方用身痛逐瘀汤。

药用：秦艽、羌活、香附各3克，川芎、甘草、没药、五灵脂、地龙各6克，桃仁、红花、当归、牛膝各9克。

5. 药膳调理方

（1）炒豆紫酒

原料：黑豆500克，白酒1000毫升。

制作：黑豆炸至烟色，入酒中，待酒紫赤色，去豆，适量饮。

功效：活血祛风，止痛，产后2日服之尤宜，对产后身痛有效。

（2）黑桂酒

原料：黑豆（炒熟去皮）、肉桂、当归、芍药、炮姜、生地黄、蒲黄（纸上炒）各30克，炙甘草20克，酒1500毫升。

制作：共碎细，用酒浸于净瓶中，7日后开封，每次15～20毫升，每日3次。

功效：活血祛瘀，适用于产后气血瘀滞，身体肿痛，或泻痢寒热。

（3）毛鸡酒

原料：干毛鸡（除去毛、内脏）500克，当归150克，防风、红花各25克，炮姜、羌活各75克，益母草100克，钩藤50克，白酒1000毫升，白糖适量。

制作：上各味用酒浸于净瓶中，每服9～15毫升，每日2次。

功效：祛风活血，去瘀生新，适用于妇女产后体虚、足部麻痹、身痛等症。

6. 验方

方一：葱白100克，紫苏叶9克。水煎，再冲红糖50克，温服。对外感风寒湿型身痛有效。

方二：地黄蜂（仙鹤草的地下根茎）100枚，大枣1枚。水煎服，每日2次。对血虚型产后身痛有效。

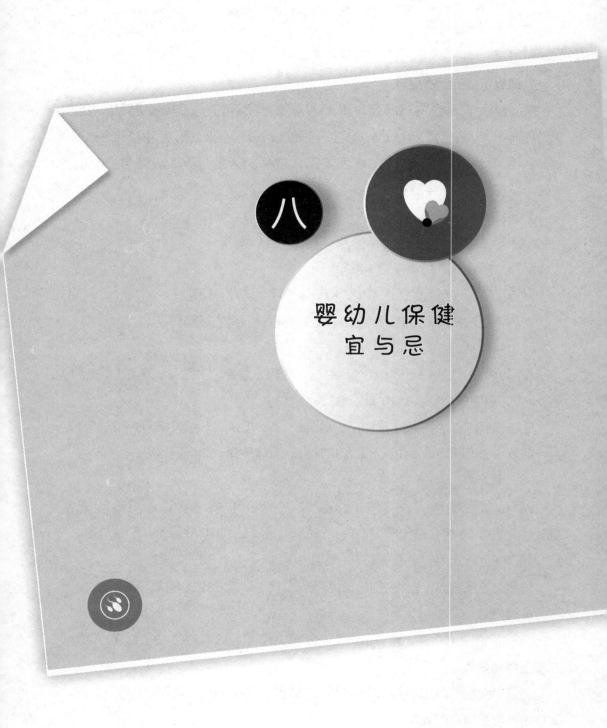

八

婴幼儿保健
宜与忌

102 宜了解新生儿降生后的呼吸情况

正常新生儿离开母体，伴随着第一声哭泣，便开始启用自己的呼吸系统。

正常情况下，新生儿的呼吸表浅而不规则。越小的新生儿，呼吸频率越快，出生2周内，呼吸频率为每分钟45次以上。随着月龄的增加，呼吸次数逐渐减少，6个月时呼吸次数为每分钟30～35次。这是因为新生儿肺容量小，但其新陈代谢所需要的氧气量并不低，故只能加快每分钟呼吸次数来满足需要。新生儿的肋间肌较弱，因此小儿的呼吸运动，实际上是腹部的上下运动，胸部起伏很小。再者，由于新生儿呼吸中枢的调节功能尚不完善，所以常有呼吸深浅、快慢不等的现象，有时会出现呼吸暂停。年轻妈妈不必担心，请仔细观察，如果呼吸暂停时间不超过15秒，又没有口唇、皮肤呈青紫色或青灰色的改变，则属于正常现象，医学上叫"周期性呼吸"。这种现象多见于新生儿房间内温度过高、过低时，也多见于早产儿。

103 护理新生儿宜做到"五不要"

1. 不要挤新生儿的奶头

新生儿出生后往往乳部隆起，能挤出奶水，这是正常现象。新生儿肌肉嫩、乳管细，挤奶头会使乳管断裂。

2. 不要用母乳擦新生儿脸

母乳有丰富的营养，是细菌良好的培养剂，新生儿脸上被细菌感染后，会生出红疹。为了保持新生儿皮肤健康，不要用母乳擦脸。

3. 不要用纱布擦口腔

新生儿口腔黏膜细嫩，若用纱布或
手指去擦口腔或舌头，由于纱布或手指
带菌，擦破后容易感染疾病，如口腔炎
或鹅口疮等病。

4. 不要给新生儿吃凉性药物

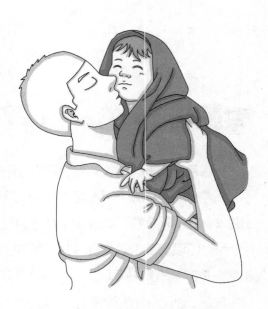

民间有"婴儿灌了三黄汤，清除胎
粪胃口好"的说法，这是不科学的。因
为新生儿胃肠功能薄弱，三黄汤是凉性
药物，喝了容易引起反胃呕吐。

5. 不要亲吻新生儿的嘴

父母往往因喜爱孩子而情不自禁地亲吻孩子的嘴。由于成人口腔中有或多或
少的细菌，一旦亲嘴会将细菌传给孩子，会引起感染疾病。可以亲新生儿的头部、
脸颊或手，而不要亲吻嘴。

104 宜掌握新生儿的体质特点

1. 呼吸

新生儿出生后，由于外界冷空气刺激，兴奋了呼吸中枢，约在出生后 10 秒
内开始第一次吸气。其呼吸表浅而快，40 ~ 60 次 / 分钟。出生 2 天后，降为
20 ~ 40 次 / 分钟。

2. 脉搏

新生儿耗氧量高，心率 120 ~ 140 次 / 分钟，在啼哭、吃奶时可加快。

3. 体温

初生时因环境温度低，体温可降低 2℃左右，为 35℃。由于体温调节中枢发
育不完全，体温常波动。出汗过多，水分摄入不足，还可能发生"脱水热"，使体

温骤然升高。

4. 体重

出生后 2 ~ 17 天，由于摄入量少，排出水分和胎粪，可出现生理性体重下降，比出生时下降 6% ~ 9%，到出生后 17 ~ 20 天恢复正常。

5. 皮肤

新生儿皮肤上有一层白色脂肪，可起到保护作用。由于皮肤角质层薄，极易发生感染，半个月左右，婴儿脱皮，换上新皮肤。

6. 大小便

新生儿消化道面积相对较大，蠕动快，能接收大量流质食物。出生后 12 小时内排出墨绿色胎便。哺乳开始后变为黄色糊状大便，每日 3 ~ 5 次，小便每天 10 多次，淡黄色。出生后 24 小时无大小便者，应考虑是否有先天性畸形。

105 小儿教养宜注意的最佳时期

小天鹅从蛋壳里孵化出来，第一次睁开眼睛，首先看见什么动物，就把这种动物认作妈妈。这种出生后的"认母"现象，是动物智力发展中的"母亲印刻期"，错过这个时期再也不能弥补。小儿心理和智能发育，也存在类似状况，在不同时期抓紧进行相应的教养，则事半功倍。

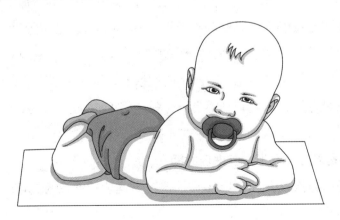

1 岁前是心理发展的最佳时期

人在出生以后,虽然在胚胎时期已经形成了较完整的人体,但许多器官特别是大脑,尚未完全发育成熟,不像某些动物,一生下来就会走路,自行觅食。而人类在出生 1 年左右,才能做到上述动物生下来就能做到的事。因此,在人生开始的 1 年内,丰富多彩的各种刺激就会使人变得聪明起来。一个教育良好的小儿,在 1 岁时已经情感丰富,表情多变,开始萌发自我意识。所以,应将孩子的周围环境,安排得丰富多彩一些;环境单调,必然影响小儿心理发育,而恶性刺激会使小儿变得胆小。

2 岁左右是语言发展的最佳时期

这个时期小儿学习口头语言的能力提高最快。要想使孩子既懂中文又懂外语,只要用不同国籍的语言与其搭话,小儿可在"无意"中同时掌握 2 个国家甚至 3 个国家的语言。我校一些英语教师,夫妻平时多用英语对话,结果孩子的英语竟"不学自通"。

3 岁左右是识字的最佳时期

我的孙子琦琦,去年秋天才上幼儿园。许多孩子的家长都知道他认识很多字,问是怎样教的。其实很简单,关键在于不能用灌输式,而是在游戏中学。可用卡片、图片、实物等提高孩子识字的兴趣。例如,大人打扑克孩子也要摸牌,我们就利用扑克游戏教他认识 1 ~ 10 的数字和 A、K、Q、J。后来把纸壳剪成扑克大小,上面写中文字,一面出牌,一面说出牌上的字,做了几百张牌,很快学了许多字。家里人喜欢唱"卡拉 OK",琦琦也凑热闹,一边唱一边学上面的字。现在他能唱数十首歌曲,认识千余字了。当然,相似的字常读错,不认识的字还很多;读错我们就告诉他,不认识就说给他听。不讲究系统,不求甚解词意,使小儿在大脑里有个信息根植就够了。我们从不强迫,只是用卡片、图片、实物引导他,使他在玩中开发智力。

4 岁左右是数字概念形成的最佳时期

此时期可引导孩子认识数字,由简到繁,做些加减乘除的演算,背唱"九九"

歌。方法当然也是启发诱导，以实物、图片、玩具等引起孩子的兴趣。

其他，如音乐灵感发展的最佳时期为 3—5 岁，可以给予音乐启蒙。想象力发展的最佳时期是 3—6 岁，此时期可以多带孩子游览参观，开阔视野，多讲一些童话故事，并增加智能玩具等。

，　当然，不一定每个孩子的心理发展都很严格地遵照以上规律，但有一点是肯定的：婴幼儿是智能发展的最佳时期。在教育上错过这个时期，就意味着错过了一生。无论怎样弥补，结果是事倍功半，或者劳而无功。所谓"天才"儿童的培养，就是遵循智能发展的规律，"因时"施教的。奉劝孩子的爸爸妈妈和爷爷奶奶们，切莫错过教养孩子开发智力的最佳时期。

106　婴幼儿保健宜采用的基本方法

下面介绍一套小儿发育训练法，家长只要掌握训练速度，寓教于游戏中，坚持下去，就能够开发孩子的智力潜能。

2—3 个月婴儿发育训练法

（1）运动保健：①空腹俯卧抬头，从半分钟逐渐延长到 5 分钟，每日 2 ～ 3 次。用鲜艳玩具引导小儿视线。②握物，用细柄玩具训练小儿握物的精细动作。

（2）语言训练：①家长与小儿说话，争取小儿应答的积极反应，引导小儿多发音。②听悦耳的音乐及唱歌，每次不超过 20 分钟。每日 2 ～ 3 次。

4—5 个月婴儿发育训练法

（1）运动保健：①挺胸，在小儿练习俯卧基础上，让他以手支持上身，练习胸部抬起，每次从半分钟，逐渐延长至 5 分钟。②翻身，利用玩具培养小儿翻身动作。③坐起，训练小儿抓握悬挂玩具，并就势拉他坐起。

（2）语言训练：①给小儿听各种物体发出的声音，训练他从一个物体将视线转移到另一个物体，并培养小儿对声音的反应。②引导小儿咿呀学语，大声叫，大声哭。并学习做简单游戏，如"藏猫猫""看镜子"。

6—7 个月婴儿发育训练法

（1）运动保健：①家长用温柔的声音鼓励孩子多坐，延长坐的时间。②双手扶小儿腋下，使之反复跳跃。③爬行。用玩具引逗小儿爬行，家长可将手放在小儿脚底助力。鼓励他自己去取玩具。④练习两手传递玩具。

（2）语言训练：①锻炼小儿对自己名字的迅速反应。②与小儿谈话，使他理解什么是行与不行的语气。

8—9 个月婴儿发育训练法

（1）运动保健：①给小儿物（用）品，练习他手指捏物的本领。②以玩具培养小儿从扶着站立，到学习迈步。③教小儿拍手、招手、翻手等动作。

（2）语言训练：①训练小儿发"爸爸、妈妈"的音。②培养小儿理解语言的能力，引导他用语声和动作回答问题。如指出一件物品或熟人在哪里，让他用目光寻找大人所询问的人物。

10—11 个月小儿发育训练法

（1）运动保健：①练习扶栏走的动作，每次半小时，每日 2～3 次。②牵手走，多给小儿走路机会。③练习指身体各部位，如耳朵、眼睛、鼻子、嘴、头、手等。④练习从成人拿着的碗里喝水。

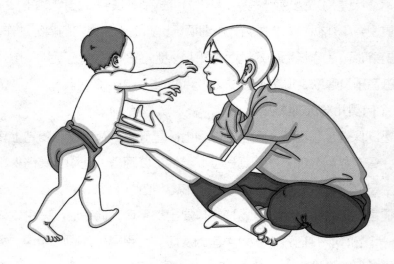

（2）语言训练：①培养小儿理解一些简单的命令性语言，如"到这儿来""坐下""别碰它"等。②培养小儿模仿成人发出的新音节，伴随音乐可以发出一些语音。

1岁至1岁3个月小儿发育训练法

（1）运动保健：①教小儿自己独立走，下蹲，站起。②运用玩具练习手的精细动作与大脑想象力。如用积木搭高楼或把米花放到小口径瓶中。③训练小儿穿衣。④训练小儿拿着杯子喝水。

（2）语言训练：①引导小儿称呼周围的人。②教小儿称呼周围动物名称和物品名称，以及自己的名字。③启发小儿用单词表达自己的愿望与需要。

1岁3个月至1岁6个月小儿发育训练法

（1）运动保健：①训练小儿扶楼梯去拿玩具，然后再走回来。②用球练习扔、滚、踢等动作。③鼓励小儿推着小车向前走、转弯、退回等。④给小儿拿笔模仿画图画，或自己画。⑤给小儿几套大小不一的瓶盖，让他练习盖瓶盖。学会自己拿勺吃东西。

（2）语言训练：引导小儿将语言与实物联系起来，如"把妈妈的鞋拿过来"等。

1岁6个月至1岁9个月小儿发育训练法

（1）运动保健：①教小儿练习倒退着走、跑，上下台阶，扔球等基本动作。②练习搭积木，拿画笔画画等手的精细动作。③教小儿模仿大人做简单的体操。④练习戴帽子、戴手套、穿袜子。⑤练习控制大小便。

（2）语言训练：①给小儿看情节简单的图画书，讲故事给小儿听，发展小儿语言。②教小儿由动名词组成的句子，如"吃奶""喝水""抱乖乖"。

1岁9个月至2岁小儿发育训练法

（1）运动保健：①训练小儿快跑及绕障碍物跑。②训练小儿双脚同时起跳落地。③教小儿玩简单插板游戏。

（2）语言训练：①教小儿一些简单歌谣。如"小白兔白又白""小皮球，圆又圆"。②培养小儿逐步会说由3～4个单词组成的短句。

2岁至2岁半小儿发育训练法

（1）运动保健：①让小儿自己随意跑、跳、游戏，以发展基本动作。②教小儿用脚尖行走；一只脚站立。③锻炼小儿独自上下楼梯。④给小儿玩沙子的机会，将沙子铲入小桶，用沙子造型，如做馒头、造桥。⑤玩捡豆子游戏，来发展手的精细动作。

（2）语言训练：①启发小儿提出问题和回答问题，同时培养小儿发音清楚，用词准确。②学习数数。

2岁半至3岁小儿发育训练法

（1）运动保健：①锻炼小儿走、跑、跳跃、攀登、钻爬、投掷等基本动作。②教小儿骑小三轮自行车。③教小儿画画、折纸。④鼓励小儿帮助成人做简单家务，如洗手绢，洗袜子，整理床铺，摆鞋子，摆筷子。

（2）语言训练：①经常与小儿谈话，教小儿正确运用词类说出较复杂的句子，鼓励他用语言表达自己的愿望。②教小儿听完故事后，重复简单情节及主要人物。③教小儿区别上下左右，性别男女，姓与名，红绿、黑白、黄蓝等基本颜色。

3岁至3岁半小儿发育训练法

（1）运动保健：①让小儿在没有帮助情况下，练习一只脚站立10秒钟，分别练习双脚。②练习立定跳远，以及从台阶上往下跳的能力。③练习投篮球、穿珠子等手眼协调能力。④教小儿学习刷牙。⑤鼓励小儿参加集体游戏。

（2）语言训练：①学习儿歌。②教小儿唱歌，欣赏音乐，培养音乐感觉。③教小儿认识圆、方、三角、多角等形状。

3—4岁小儿发育训练法

（1）运动保健：①练习立定跳远，争取跳35厘米远。②训练小儿拍皮球10～15下。③教小儿高举手臂扔球2～3米远。④教小儿学习用剪刀剪纸。

（2）语言训练：①让小儿表演儿歌朗诵。并开始学习10～20首唐诗。由家长适当解释一下唐诗的大概含义。②经常给小儿讲故事，并就故事的地点、人物、情节提出简单问题。让小儿动脑筋回答。③理解并学说反义词,建立相应词的概念。如春一秋、冬一夏、男一女、好一坏、丑一美、高一矮、长一短、多一少、轻一重，结合实物特征，让小儿举出具有相对特征的实物。如"大象大，老鼠小""大人高，小孩矮"等等。④教小儿按一定图案搭积木，启发他创造性地搭自己想建筑的模型。

4 岁至 4 岁半小儿发育训练法

（1）运动保健：①练习单脚跳，每次连续跳 5 ~ 10 下。②练习拍大皮球，每次连续拍 20 下。③教小儿走平衡木，锻炼平衡能力。④学习正确洗脸、刷牙、洗澡、洗脚的方法。

（2）语言训练：①让小儿练习复述故事。②让小儿每日讲述幼儿园里的事情，讲其他小朋友的事情。③向小儿提问"什么""哪里""怎样"等问题。培养小儿学习思考能力。④学习 5 ~ 10 以内加减法。

4 岁半至 5 岁小儿发育训练法

（1）运动保健：①训练小儿单脚跳着走。②连续拍大皮球 30 ~ 50 下。③发展幼儿精细动作。如用橡皮泥捏小动物，用纸折小衣、小裤、飞机、小船等。④训练小儿熟练地穿脱衣裤。

（2）语言训练：①教小儿看图说话，在成人提示下讲出图画中故事的中心意思。②教小儿回答"怎样"的问题，帮助他思考和推理。如"怎样刷牙""怎样折纸"。③学习动物、食物、植物和衣物的定义，各举数例。④培养小儿的音乐节奏感。⑤教小儿学习辨认东、南、西、北。

5 岁至 5 岁半小儿发育训练法

（1）运动保健：①训练小儿两脚交替跳着走。②训练小儿间接弹地传球、接球。③练习使用剪刀，从剪简单的图形开始，到学习剪窗花。④教小儿学习游泳。⑤教小儿用筷子吃饭。

（2）语言训练：①培养小儿朗诵和讲故事的能力。②经常向小儿提"为什么"，帮助他提高推理能力。③培养小儿抽象思维能力。找出植物的共同点；水果的共同点；衣物的共同点。④教小儿说出家庭住址、家庭成员及亲戚的称谓及相互关系。⑤训练小儿正数 100，然后倒数 100。⑥鼓励小儿模仿成人工作，做各种游戏，如医生与病人，售票员与乘客，以发展创造性思维。

5 岁半至 6 岁小儿发育训练法

（1）运动保健：①让小儿练习间接弹地传球，或直接传球、接球。②教小儿打板球、乒乓球、网球、羽毛球、踢足球等带有技巧的体育运动。③练习跳绳，连续跳 10 次左右。④练习剪纸、折纸、翻花、系鞋带、进一步锻炼精细动作。⑤女孩可学舞蹈，男孩练习武术基本动作。⑥训练小儿用六面画的积木拼图。

（2）语言训练：①培养小儿看图说话能力。注意区别相似图画的不同细节，要求他对细节做出描述。②学习量词使用，如 1 匹马，1 块点心。③教小儿认识钟表，确定几点几分，几秒，并能正确说出自己生日和年龄。④教小儿学习 1 年有 12 个月，1 个月有 30 天，1 天有 24 小时，1 周有 7 天，并学会区别上午、下午、晚上、昨天、今天、明天。

附：婴幼儿语言训练儿歌举例

小铁狗，把路走，
走一步，咬一口。

麻房子，红帐子，
里面睡个白胖子。

一朵花，真奇怪，
晴天家里栽，雨天手上开。

一群小白鹅，扑通跳下河，
个个会游泳，吃饭爬上桌。

一只蝴蝶轻飘飘，顺着风儿飞得高，
想到天上去玩耍，线儿把它拴住了。
身体弯弯像月牙，没有嘴巴光长牙，

你要问它有啥用，天天清早头上爬。

我对你笑嘻嘻，你对我笑眯眯，
我要伸手拉你，不知你藏在哪里。

说它是只牛，不会拉犁头，
力气虽不大，背着房子走。

有时挂山腰，有时挂树梢，
有时像圆盘，有时像镰刀。

一个四方盒，住着一大伙，
请出一个来，出来就发火。

兄弟两个一样长，一日三餐它们忙，
光吃饭菜不喝汤，酸甜苦辣抢先尝。

年纪不算大，胡子一大把，
行动挺斯文，总爱叫妈妈。

娃娃白又胖，冬天坐地上，
不怕刮风天，就怕晒太阳。

一张纸，不算大，
高山大海全装下。

虽然没意见，兄弟不见面，
一生背靠背，说话都听见。

无底洞里一座桥，一头着地一头摇，
美味佳肴桥上过，一过桥头找不着。

上边草，下边草，
中间有颗黑葡萄。

云儿见它让路，大树见它招手，
禾苗见它弯腰，花儿见它点头。

沙漠里有只船，船上载着两座山，
山上长满毛毛草，剪下草儿结毛毯。

有只虫儿真奇怪，一盏灯笼随身带。
黑夜点灯满天飞，绿光闪闪真可爱。

107 产后开奶宜选择的时间

您在生了一个大胖娃娃之后，什么时候开始喂奶好呢？有人说产后半天就可以；有的地方要产妇充分休息，24 小时之后才把娃娃抱来见妈妈；有的老人说"产婆娘要大养三天"，而且要把初乳挤掉，"等奶憋得足足的，这才有养分"。到底哪种说法对呢？

让我们先看看国内外专家对母乳的研究吧！近几年，许多文献都报道了母乳中有大量的免疫球蛋白，例如 IgA、IgG、IgM，以及溶菌酶、巨噬细胞等免疫活性成分。打个比方说吧，人体中各种免疫成分就像是现在为了打击各种犯罪分子而成立的"特种部队"中的"特种兵"。IgA 不能通过胎盘，新生儿体内含量很低，主要靠母乳供给。IgA 正常的功能是保护人体消化道免受食物中微生物的侵扰。母乳中的 IgA 是分泌型的 IgA（称 sIgA），进入消化道后不易被胃酸破坏，因此它在保护新生儿娇嫩的消化道黏膜免受病原体的侵袭方面起了十分重要的作用。IgG 则是免疫系统中最重要的一种抗微生物的球蛋白，IgM 也具有同样的功能，而且可以激发抗体反应，也就是说，它能起紧急动员"特种部队"去消灭侵入婴儿体内致病微生物的作用。母乳中的溶菌酶与另一种免疫成分补体一起，能增强 sIgA、IgM 的免疫作用，在溶菌酶缺少的情况下，sIgA 活性会减弱。国外专家报道人乳中溶菌酶的含量是牛奶的 3000 倍，人乳中溶菌酶破坏细菌细胞壁黏肽的能力是牛奶的 300 倍；国内专家测定了 120 名新生儿粪便中的溶菌酶活力后发现，母乳喂养儿明显高于人工喂养儿。如果再加上您了解的母乳中有便于婴儿吸收的，比牛、羊乳含量都高的不饱和脂肪酸及丰富蛋白质和氨基酸，有比例合适的钙与磷，有丰富的维生素（A、B、C、D、K）等，您就理解了讨论这一问题的基本点，即母乳中的免疫成分对小儿健康成长起着至关重要的作用。

那么，究竟什么时候开始喂奶好呢？有专家对产后 1 周内人乳中多种免疫成分的变化做了研究，尽管第 1 天的初乳看上去是淡黄色或白色透明的液体，但是初乳中含有的免疫成分是任何一种婴儿辅助食品也代替不了的。现列举几个数字吧：产后第 1 天乳汁中 sIgA 的含量是 24.74（克／升，下同），IgG 是 0.915，IgM 是 2.74；而第 2 天分别是 8.86，0.522 和 1.30；第 3 天就分别是 5.74，0.304 和 0.48。产后第 1 天乳汁中溶菌酶的活力是 7540（单位／毫升，下同），第 2 天为 4460，第 3 天为 2470。乳汁中巨噬细胞的吞噬功能及相对浓度，第 1 天是 52 和 2.1，第 2 天是 48 和 1.7，第 3 天是 48 和 1.4。也就是说，上面所提到的人乳中几种主要的免疫成分都是在产后第 1 天含量最高（尽管产后第 1 天的乳汁有可能比较稀薄）。所以，喂乳的时间在产后 8 ~ 12 小时为最好。这时，母亲已得到了休息，而刚刚离开母体来到大自然中的小宝宝，就像是一艘刚刚下水的小船，被注入了充分的燃料，在风云多变的大自然里，开始了生命的航程。

108 婴儿不宜吃蜂蜜

蜂蜜是最常用的滋补品之一。据分析，蜂蜜中含有丰富的果糖、葡萄糖、维生素（C、K、B_1、B_2）、多种有机酸和有益人体健康的微量元素等。蜂蜜既是滋补佳品，又是治病良药，因而许多人喜食蜂蜜。一些年轻的父母喜欢在宝宝饮用的牛奶中添加蜂蜜，以防止小儿出现"奶癣"。但是，国外的科学家发现，1 周岁以下的婴儿食用蜂蜜及花粉类制品，可能因肉毒杆菌污染，引起宝宝食物中毒。

土壤和灰尘中往往含有被称为"肉毒杆菌"的细菌，蜜蜂在采集花粉酿蜜的过程中，有可能会把被污染的花粉和蜜带回蜂箱。微量的毒素就会使婴儿中毒，先出现持续 1 ~ 3 周的便秘，而后出现弛缓性麻痹、婴儿哭泣声微弱、吮乳无力、呼吸困难。据报道，美国婴儿肉毒素中毒引起的死亡占美国婴儿死亡总数的 5%。研究发现，肉毒素作用于胆碱能神经与肌肉的连接处，阻碍了乙酰胆碱的释放，破坏了神经与肌肉的联系，致使婴儿麻痹，呼吸困难。研究人员还发现，婴儿肉毒素中毒与成人中毒时的症状不同，婴儿中毒时肌肉松弛使人麻痹，而成人中毒时肌肉收缩使人麻痹。科学家尚未查清楚为什么同种细菌在不同年龄的宿主身上会产生不同的症状。

为什么 1 周岁以下的宝宝食用蜂蜜和花粉制品可能发生中毒，而成人却不中毒呢？这是因为肉毒素是在肉毒杆菌的繁殖过程中产生的，成人抵抗力强，可抑制肉毒杆菌的繁殖，婴儿由于肠道微生物生态等平衡不够稳定，抗病能力差，致使食入的肉毒杆菌容易在肠道中繁殖并产生毒素，从而引起中毒。

科学家告诫说，为了降低肉毒素中毒的发生率，不要用蜂蜜喂养 1 周岁以下的婴儿，应该提倡母乳哺育婴儿，母乳中含有婴儿抵抗疾病所需要的免疫物质。

我国尚未见有因食用蜂蜜和花粉而引起肉毒素中毒的报道，某市商检部门曾对多种蜂蜜进行检查，均未发现有肉毒杆菌。但是，在科学家彻底弄清婴儿肉毒素中毒并找到解决办法以前，为确保婴儿健康成长，最好不要给 1 周岁以下的宝宝喂食蜂蜜，以防不测。

109 婴儿不宜过早多坐

儿科医生认为，6 个月以内的婴儿不宜过早多坐。因为婴儿的骨骼柔软，所含钙质比成人少，作为人体中轴的脊柱甚为柔软，肌肉缺乏力量，支持能力不足，过早多坐，可引起脊柱变形，发生驼背或脊柱侧弯，甚至影响内脏器官发育。有的孩子久坐便盆，还可发生脱肛。

此外，婴儿固定坐于一处，视野狭小，与周围接触减少，容易变得呆板迟钝，对智力发育也不好。

当然，消极等待孩子自然发育，也有差强人意之处。家长们应不失时机地给孩子进行一些被动训练。

正常婴儿出生后 4 个月，在成人扶持下可短时间维持坐的姿势；6 个月时能抱坐于大人膝盖之上，如独立坐着，身体会向前倾，须用手支撑；约 7 个月时，才能独立地坐一会儿。根据这个发育规律，适当对婴儿进行坐的训练。对其颈椎、胸、背等部位骨骼、肌肉健康生长发育都有好处。

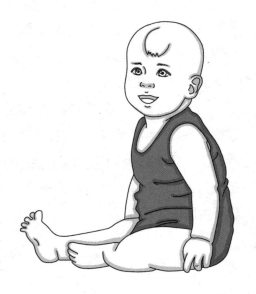

具体训练方法是，孩子出生 4 个月时，采用引拉练习法和扶按练习法。前者是让婴儿仰卧在床上，大人用双手拉其胳膊，

拉至坐姿后，将其扶直，稍坐片刻后，再帮助仰卧床上，反复进行 3 ~ 6 次。后者是大人双手扶住婴儿的腰部或腋下，扶成站姿，两腿成 45° 分开，然后双手扶腰，将婴儿身体向下推按，使成坐姿，片刻再扶起。反复进行 4 ~ 6 次。练习时，大人动作必须轻柔，顺势进行，避免拉伤或扭伤婴儿胳膊及腰部。

婴儿于出生后 5 个月，除了继续加强巩固训练外，还可将孩子扶至坐姿，用细绳将能够发出悦耳响声的玩具或色彩鲜艳的彩球，挂在孩子前上方逗引孩子，让其主动抬头、挺胸、支腰看或抓玩具。每次练习反复进行 4 ~ 6 次。孩子能够直身独坐后，大人应将玩具在孩子的左右侧或前后方摆动，逗引孩子扭身抓碰玩具。玩具移动的速度不宜过快，以孩子扭身用手能够碰到为宜。每次练习 2 ~ 3 分钟。如此训练一段时间，孩子便可达到独坐自如，但也不宜坐得太久。

110 给婴儿喂食奶粉不宜过量

做父母的生怕孩子饿着，在喂食奶粉时，总想把奶粉调浓一点，有的甚至认为，只要孩子吃得下，奶粉越浓，就越有营养，果真是这样的吗？

其实，对浓度过高的牛奶，婴儿的胃肠是不能完全吸收的，尤其是蛋白质不能吸收。反而增加了婴儿的胃肠负担，造成腹胀、腹泻，给营养吸收造成障碍。所以，婴儿的奶粉喂食量，一定要与婴儿的月龄相宜。一般配法是：半月内，每 100 毫升牛奶中含约 9 克奶粉；2 个月内含 12 克，3 个月内不超过 15 克。

如果婴儿奶粉的喂食量超过标准，会出现厌食症，或是成了肥胖儿。肥胖容易使体内脂肪组织增加，心脏负担过重，造成婴儿动作迟缓，活动减少，发育受到影响，如果是 3 个月后的婴儿每天食量要控制在 1000 毫升以内。如果婴儿仍感到饥饿，这时千万别再加奶粉了，只能加代乳粉，以增加糖类的摄入，有利于婴儿生长。

111 小儿不宜食用含药的母乳

母亲在哺乳期间接受药物治疗，其乳汁中的药物对婴儿也有一定影响，虽然多数药物在乳汁中的浓度极低，不至于影响婴儿健康，但也有一些药物从乳汁中排出较多，足以使吃奶的婴儿产生全身效应。

第一，婴儿应忌食含有抗生素类药物的母乳，虽然大多数的抗生素类药物在乳汁中的排泄量不大，但却能引起婴儿的不良反应，乳母服用常规剂量的氯霉素，其乳汁中的药物浓度约为血液中的一半，婴儿吃奶后出现腹泻、呕吐、呼吸功能不全、皮肤发灰及循环功能衰竭等症状，临床上称之为灰婴综合征。此外，还会影响婴儿的造血系统；乳母服用四环素，其乳汁中的药物浓度约为血液中的7／10，婴儿吃奶后会使牙齿发黄，影响骨骼发育；乳母口服或静脉注射红霉素，乳汁中的药物浓度较高，长期使用会使婴儿肝脏受损；链霉素、卡那霉素，亦可通过乳汁影响婴儿的听觉功能。

第二，婴儿应忌食含有中枢抑制药物的母乳，乳母服用吗啡类镇痛药，可通过乳汁使新生儿出现呼吸抑制；如果乳母连续应用氯丙嗪及地西泮（安定），或每次使用剂量过大，会使婴儿嗜睡、体重减轻或发生新生儿黄疸；乳母长期服用苯巴比妥和苯妥英钠，会使婴儿出现高铁血红蛋白血症。

第三，婴儿宜忌食含有类固醇类药物的母乳，一些乳母为了避孕连续服用避孕药，而类固醇类避孕药可通过母乳引起男婴的乳房增大和女婴的阴道上皮增生。因此，乳母应采用其他方式避孕，不宜服用避孕药，乳母服用类固醇类避孕药除了危害婴儿健康外，还会抑制乳汁分泌，使乳母的泌乳量减少。

第四，母乳中含有下列药物时亦不宜食用，如磺胺异噁唑、麦角制剂、碘化物、溴化物、香豆素类、硫尿嘧啶及甲苯磺丁脲、阿托品等，这些药物都可不同程度地危害婴儿健康，乳母应慎用或禁用这些药物。

总而言之，母亲在哺乳期用药应当慎重小心，要严格掌握用药适应证，应当接受医生指导，不要随便用药，对安全性和疗效有怀疑的药物尽量不用；宜选用短期服用的药物，不宜服用作用期长、排泄缓慢或有积蓄特性的药物；应选用每天服用一两次的药物，不宜用每4～6小时服用1次的药物，乳母在用药治疗期间，如果婴儿继续吃奶，应注意观察，有无异常反应。如果乳母因病情需要服用抗肿瘤药、抗癫痫药、抗精神病药、激素、抗生素和磺胺类药物时，应及时断奶，改用人工喂养，乳母患急性病需用对婴儿毒性较大的药物时，可暂断哺乳，改用牛奶等进行人工喂养，并定时用吸乳器吸出母乳以防回奶，待病愈停药后再继续哺乳。

112 哺乳期妇女喝啤酒宜注意的问题

啤酒素有"液体维生素"的美称，但并非人人皆宜，如哺乳期妇女就不宜喝啤酒，原因是啤酒是用大麦芽为主要原料酿制而成，而大麦芽有抑制妇女奶水分泌和回奶的作用，故哺乳期的妇女，不宜喝用大麦芽酿制的啤酒，若是想断奶的妇女，倒是可以多喝点啤酒，促使回奶。

113 母乳喂养宜采用的技巧

俗话说"金水、银水不如奶水"。也就是说，婴儿最好的食品是母乳。但近半个世纪以来，由于工业的发展，妇女（包括城市和农村）就业率的增多，家庭经济条件的改善及代乳品在市场上的竞争等原因，使得母乳喂养受到极大的冲击。因此有必要让人们重新认识母乳喂养的好处。

母亲在产后6个月内，用纯母乳喂养婴儿最适合婴儿生长发育的需要，因为母乳中含有比例合适的各种营养素。尤其是初乳中，含有大量的能抵抗病菌和预防感染的抗体、吞噬细胞和免疫球蛋白，它们具有杀菌、抗病的能力，并可减少小儿发生胃肠道变态反应。此外，吸吮时的肌肉运动还可促使婴儿面部肌肉更好地发育。

母乳喂养婴儿可促进母亲的子宫收缩，减少产后出血，促进产后恢复，亦可减少乳腺癌的发病率。通过喂哺婴儿，母亲和婴儿的皮肤能够频繁接触，目光彼此交流，这可增进母子间的感情，也利于小儿的智力开发。

母乳喂养既经济、方便，又卫生，对家庭和社会都有好处。

那么，初为人母者怎样喂养好自己的宝宝呢？

要认识母乳喂养的好处，并相信自己有足够的乳汁喂哺婴儿。在孕期要注意阅读些有关母婴保健、营养的书籍，注意乳房的护理，纠正扁平或凹陷的乳头，为哺乳做好准备。

分娩后，母亲要在半小时内与新生儿进行皮肤接触，并做到时刻与新生儿在一起，且让婴儿及早地吸吮乳头，以促进母亲体内生乳素的分泌，使乳汁分泌增多。还要做到早喂奶、随时喂奶。特别应提请注意的是不要将初乳浪费掉，因为它含有大量的抗体和营养要素，这是新生儿最需要的物质。由于母乳中含有 80% 的水分，所以母乳喂养的婴儿不必另外再喂水。只要按需哺乳，婴儿既能吃饱，也能解渴。另外，不必限制喂奶的间隔时间，只要孩子想吃或母亲乳胀，可随时喂哺，渐渐地婴儿自己就会形成一定的规律。千万不能给新生儿吸吮橡皮奶嘴及添加代乳品，否则会使婴儿产生乳头错觉，降低了婴儿对母乳的渴求。

母亲在喂哺时，要选好舒适的体位，让婴儿与母亲实行"三贴"，即胸贴胸，腹贴腹，下颌贴着乳房。母亲要让自己的乳头及大部分乳晕都含在婴儿张开的鱼唇形的嘴里，以免造成乳头皲裂。喂哺时要让婴儿先吃空一侧乳房，再吃另一侧，因为前乳和后乳的成分是不同的。每喂完一次奶后都要将多余的乳汁全部挤出来，以利于再次泌乳，并将最后挤出的一滴乳汁涂在乳头上，以防止感染。喂奶时间的长短由婴儿决定，如果喂奶时能听到婴儿的吞咽声；母亲有下奶的感觉，喂奶前乳房丰满，喂奶后乳房柔软；婴儿 24 小时排尿 6 次以上，有软便排出；两次喂奶之间婴儿安静、满足；婴儿体重增长（每日 18 ~ 30 克），这说明母亲的乳汁是充足的。

如果母亲感觉到乳汁分泌不足，要注意让婴儿更勤地吸吮乳头，因为频繁吸吮可刺激泌乳反射。此外产妇要注意保持心情舒畅，注意休息、饮食，亦可吃一些下奶的中药。

母亲或婴儿因患某些疾病暂时不能喂哺时，可将奶挤出喂给孩子。如有特殊情况，属于母乳喂养的禁忌证者，方可考虑用代乳品进行人工喂养。

114 宜了解小儿吃奶是否饱了

一般来说，如果母乳充足，新生儿在 1 个月之内就明显长胖，28 天时体重增长到 600 克以上，这样的孩子大便正常，每天吃完奶能入睡 3 ~ 4 小时。如果新生儿体重在 28 天时增长不足 600 克，吃完奶仍有吸吃的要求，哭闹，不能睡长觉，精神烦躁，大便次数过少，就是奶量不足吃不饱的表现。

115 给小儿喂奶前宜做的准备

这里指的是在小儿出生前，要做好使乳房哺乳的准备。

一是要保持乳头的清洁和干燥，但不可用肥皂水或乙醇（酒精）清洗乳头，因为这会洗掉乳晕及乳头上的天然润滑物而引起乳头皲裂。

二是要使乳头有一定的伸展性：因为乳头凹陷，将使婴儿吸吮产生一些困难，亦会使母亲产生不必要的顾虑并失去母乳喂养孩子的信心。在这种情况下，需要做乳房伸拉锻炼。方法是：用大拇指压住乳头的两边往后压，以除去粘连乳头的物质，这种伸拉锻炼每天可做 1 ~ 2 次，先向水平方向，然后向垂直方向。

116 在乳头破损时宜采用的喂养方法

一些母亲在喂奶后乳头破损，以至于痛得不敢让孩子吸吮，可这样做，母亲的乳房胀得要命，甚至诱发急性乳腺炎，此时宝宝却饿得啼哭不止。那么，又怎样解决在乳头破损后给小儿的喂奶问题呢？

一是先让宝宝吸吮没有破损或破损较轻的一侧乳头：在小儿进食了一定量的奶汁后，再吸吮另一侧乳头时用力相对就小了，从而可以减轻疼痛。

二是在哺乳前可先挤出少许乳汁，以湿润破损的乳头，然后再让孩子吸吮，亦能减轻疼痛。

三是在乳头上涂些麻醉药如普鲁卡因溶液，也能减轻哺乳时引起的疼痛，但应注意，必须将药液洗去之后方可给孩子吸吮，以防孩子发生变态反应。

117 新生儿漾奶时宜采取的方法

所谓漾奶，是指新生儿喂奶后的一种生理性食物反流，即不费力地将食物自食管或胃通过口腔排出体外，表现为从口边漾出奶液。

漾奶的原因：因为新生儿的胃近似于水平横位，其容量也小，且胃的肌肉薄而松弛，胃的上口松，胃的下口紧，这种上口松，下口紧，近似于横位的胃，就很容易使胃里的奶漾出来。再加上喂养方法不得当，如：吃奶时吞入大量空气，喂奶时间不固定，奶头孔过大，奶汁流入太急，以及喂奶后过多翻动新生儿等，皆可引起漾奶。又如何避免呢？

一是改进喂养方法。将奶头尽量塞满新生儿的嘴，避免婴儿吸进过多的空气，吃奶时间不宜过长，一般吃 15 ~ 20 分钟就够了，最多不超过 30 分钟，如新生儿仍有吸吮要求，表示尚未吃饱，则应再补充牛奶；喂牛奶时，奶头孔不要扎得太大，一般来说，把奶瓶倾斜，使奶汁滴滴而出时则为大小合适。吸奶动作猛急的新生儿，要吸吸停停，切忌一口气吸到底，同时，必须让奶汁充满瓶子的奶头部，以免新生儿吸进空气，引起漾奶或腹胀。

二是注意喂奶的姿势。乳母应采取较舒适的座位，让小儿舒适地躺在母亲的怀里、头枕在母亲一侧的臂上，喂完奶后，将婴儿抱起，脸靠在母亲肩上，轻拍后背，待新生儿打呃，把胃内空气排出后再放下，这样可以减少新生儿漾奶。

118 给孩子断奶宜采用的方法

　　断奶是每个做母亲都要遇到的一件事，但由于方法不对，有的小孩断了几次也断不了奶，原因是断奶方法不对。如有的母亲是采用突然断奶的方法，她们在奶头上涂上一些可怕的颜色，或涂上一些黄连水，使孩子害怕或是感到味苦，这些断奶措施不好，因为易造成婴儿胃肠不适而致病。

　　正确的断奶方法是，采用逐渐添加辅助食物分量来慢慢替换母奶，当婴儿在8个月后，就可以把辅助食物分量和次数慢慢加多，而吃奶的次数慢慢减少，等孩子差不多习惯了，就可以完全不吃奶，这样在不知不觉中把奶断了。

119 母乳喂养的婴儿不宜再喂水

　　有研究证实，喝水会影响婴儿胃容量，喝糖水可抑制或减少婴儿对母乳的需要量，还容易造成腹泻。对4个月内的婴儿，只要纯母乳喂养就够了，不需要添加其他任何东西。原因是母乳的渗透压与血浆接近，对肾脏的渗透负荷很低，因此，无论是热带还是沙漠环境中生活的母亲，用母乳喂养均不需要给孩子喂水。

120 为小儿增添辅助食品宜采取的方法

　　随着小儿年龄（月龄）的增长，除哺乳外还必须根据情况给小儿增添辅助食品，具体如下。

1—4 个月婴儿的辅助食品

此期也要加辅食，主要补充乳类中 B 族维生素、维生素 C、维生素 D 等的不足和铁质的缺乏。

　　糖麸水含丰富 B 族维生素，广大农村很适用。出生后 2 周即可少量加服，从稀薄、少量开始，代替白开水饮用。

　　菜汁、果汁、新鲜叶菜、西红柿和萝卜等含有丰富的维生素 C。人工喂养者可从第 1 个月添加，母乳喂养者可稍晚 3 ~ 4 个月。初加每日 1 ~ 2 汤匙，至 4 个月时可加至 30 ~ 60 毫升，每日 1 ~ 2 次，宜在喂奶前 1 ~ 2 小时服用。

　　鱼肝油可以补充维生素 A、维生素 D，出生后 15 天开始添加，每日给维生素 D 400 国际单位，浓缩鱼肝油 3 ~ 5 滴为预防量，如有维生素 D 缺乏病者,可遵医嘱。

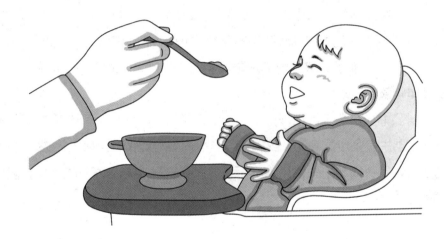

5—6 个月婴儿的辅助食品

　　淀粉食品有米粉糊、乳儿糕、粥、饼干。即使乳类充足也应补充淀粉食品，以培养婴儿用匙子吃半流食品的习惯。从小量加起，初量仅为每次 1 汤匙，至 6 个月可吃稀粥。这里应提醒家长，淀粉类食物中尽量不加糖，不必制成甜食，糖加多了对孩子有很多害处，此时还应给孩子吃饼干（含钙、豆粉者更好）、面包干、馒头干等，以增加小儿咀嚼能力。

　　蛋白类食品可选用蛋、血、鱼类。蛋黄、鸡鸭猪血含铁丰富，又易消化，蒸鱼类也好消化且富含铁质。

　　蔬菜、水果含丰富维生素及盐类。绿叶菜含大量铁、钙、胡萝卜素及维生素 C,

4 个月后即可加菜泥、土豆泥、苹果泥、香蕉泥等。

此外，还宜添加少量植物油。

6—7 个月及以后婴儿的辅助食品

6—7 个月，婴儿开始长牙，可喂饼干 1 ~ 2 片，加半个香蕉或半个苹果，蒸、煮鸡蛋和碎菜，让孩子逐渐练习咀嚼食物的能力。

8 个月后，可喂粥、烂面、碎菜、肉末、鱼片、肝泥、豆腐、整个鸡蛋、饼干、馒头干、熟土豆、洋芋等。

9—10 个月，应以营养成分较高的食物，如肉末、软饭、肝末、面条或猪血、豆腐、土豆、馒头、面包和水果等，取代 1 ~ 2 次母乳，全日 4 顿奶，1 顿软饭。

11—12 个月，应加含蛋白质较高的食物，如煮熟捣烂的鸡、鱼、瘦肉、肝（食量始为 2 茶匙，后渐增）或煮熟的鸡蛋、全日 3 顿奶，2 顿软饭或面条、饼干、糕点及多样碎菜等。

小儿到了 1 岁左右，就应断奶。如果断奶过晚，会影响小儿脾胃，使"脾多湿滞，纳谷不旺，易生痰壅泄泻等症，致小儿柔脆难养"。（元代曾世荣《活幼心书》）意思是说，会导致脾胃功能失常，饮食不振，产生咳嗽痰盛和泻泄的疾病，使小儿体质下降。

121 家有幼儿不宜铺地毯

据报载，美国环境保护署的华盛顿总部，有一次突然有 70 多位职员出现头痛、咳嗽、胸闷及喉咙痛现象。经调查后，发现"罪魁祸首"就是新换的地毯，它使通风设备不佳的办公室弥漫了不易被人察觉的刺激性化学物。

临床医生们发现，在铺设地毯的室内居住时间一长，如不注意卫生，就会出现过敏性鼻炎、过敏性肺炎、支气管哮喘及湿疹等多种变态反应性疾病。这就是所谓的"地毯综合征"。

出现这些病症的原因，主要是新地毯浸过低毒的杀虫剂、防蛀剂等化学剂，这些化学物质会慢慢地散发到空气中，造成化学污染。同时室内铺上地毯之后，落在地毯纤维间的"尘"会堆积更多，黏结更牢，不易清除，这便为尘螨提供了足够的食物来源。而螨的分泌物、排泄物、脱皮及死后的虫体，都是较强的过敏原。当这些过敏原达到一定数量时，过敏体质的人就会发病。特别是常在地毯上玩耍或正在学步的幼儿，更容易将其吸入，发生变态反应。

无论是哪种材料制成的地毯，由于其织品经纬较粗，空隙较大，都会成为藏污纳垢、积聚尘埃及微生物寄居繁衍的场所，而且地毯越厚积聚的污垢就越多。此外，地毯还可吸附家庭烹饪时产生的烟雾及某些吸烟家庭的烟灰等，铺地毯的家庭地毯尘埃中有害物质尤其是某些致癌物质比不铺地毯的家庭要多得多。当人在室内活动时或受一定气候条件的影响，有害物质释放于空气中，对人体产生危害。

因此，室内铺上地毯以后，一定要做好地毯的清扫、吸尘及开窗通风换气。另外，家有幼儿的家庭最好不用地毯。有过敏体质的家庭，也不宜使用地毯，以免增加患过敏性疾病的机会。

122 母亲把小儿宜抱在胸左侧

你是否注意到，不论哪个历史时代，也不论哪个国家，人们为了表达感情，往往使用与心脏有关的词。不仅在诗歌、小说或歌曲，而且在日常谈话中，都可以看到这种情况，例如，"我的心在思念着你""我的心碎了"等。同时，当乳儿在哭闹时，往往母亲把孩子抱在靠近心脏的部位，轻轻加以抚摸，孩子立刻就会安静下来入睡了。这是为什么呢？有一些研究者对此引起了兴趣，并做了一些研究。松科曾观察到，动物园里的母猴把刚生下来的小猴子抱在左侧，42次中有40次是这样。在人类，一个母亲面对着自己刚生下来的孩子，又会是怎样的抱法呢？松科对255名惯用右手的母亲，在其分娩后4天内的观察结果是，83%的母亲把孩子抱在身体的左侧，17%是抱在右侧；对32名惯用左手的母亲的观察结果是，78%是抱在左侧，22%是抱在右侧。

人类的心脏位于胸腔左侧。母亲把孩子抱在左侧，就是使孩子靠近自己的心脏。那么，母亲的这种反应，对乳儿来说，是否也是必需的呢？为此，做了让新生儿听成人的心音录音的实验研究。新生儿出生后,立即送进新生儿间。母亲除每 4 个小时哺乳一次外，不再接触孩子。在新生儿间，将新生儿分为三组进行实验。一组是，让新生儿听非正常的心音录音（如每分钟 128 次的心音）。结果发现，这立刻引起了新生儿的哭泣和不眠现象，因而没有继续进行实验。一组是，让新生儿不停地听成人的正常的心音录音（8.5 分贝，每分钟 72 次），共 102 名。

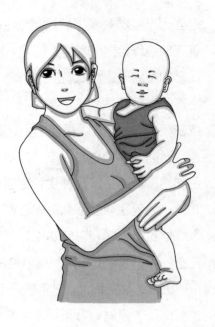

一组是，不听成人的心音录音，作为对照组进行观察，共 112 名。在实验中，对后两组新生儿的哺乳量、体重和哭泣时间进行了测定、分析和比较。结果是，哺乳量两组间没有明显差别，但在体重和哭泣时间方面，则有明显差别。

体重：从出生第 2 天到第 4 天进行了测定，听正常心音组，70% 的新生儿增加了体重，全组平均增加 40 克；而不听心音组，仅有 33% 是增加了体重，全组平均增加 20 克。

哭泣时间：根据录音计算了有一个以上新生儿哭泣的时间百分比。听正常心音组，只有 38% 的时间有哭泣声；而不听心音组，则有 60% 的时间为哭泣声，并且同时哭泣的人数也较多。总之，听正常心音组的新生儿，哺乳量比不听心音组没有增加，但体重却增加较多，其原因是哭泣减少了。这表明，正常的成人心音对新生儿的情绪具有一种安抚作用。这种现象应该如何理解呢？胎儿在子宫内，经常听到通过大动脉传到羊水中的母亲的心音。这种心音几乎是胎儿听到的唯一的声音刺激。在此期间，胎儿自动吸取营养和氧气，温度也保持恒定。这样，对胎儿来说，母亲的有节律的心音与无须紧张的安宁状态之间就建立了联系，因而对心音节律产生了较深的体验和印象。而出生后，这种节律的感觉刺激中断了，就感到不习惯。如果这时听到与母亲的心音节律相同的声音，也许就会引起胎儿期那种安宁的感觉体验吧！

总之，母亲的心音对胎儿和乳儿的神经系统起着最主要的感觉刺激作用，同安宁感有密切联系。试看，全世界各种社会中的音乐节律，从最原始的大鼓到莫扎特和贝多芬的交响曲，与心脏跳动的节律真是惊人地相似啊！文化越原始，音乐节律就越接近于心脏跳动的节律。这也许就是音乐能激动人心的原因之一吧。从心理生物学的观点来看，产妇同新生儿及早接触（产后 24 小时之内）让新生儿和婴儿多在母亲怀抱左侧，去重温胎儿期心音刺激的体验，这对建立良好的早期母子关系，及早形成婴幼儿的良好情绪状态是有重要作用的；心理学研究也早已证明，良好的情绪状态对婴幼儿的身心健康发展有着重要作用。

123 忌不注意婴儿的啼哭

啼哭，是新生儿表达要求和反映外界影响的主要方式之一，如在饥饿、口渴、冷热、尿布包裹紧了、湿了或不舒服时都会哭，身体某处有疼痛也会哭，另外，消化不良同样会哭。所以，当听到孩子啼哭时，应仔细寻找原因。

新生儿出生后，逐渐适应外界各种生活条件，养成不同的生活习惯，当未能满足他的需要时，或改变了已往的习惯时，他就会用哭声的形式表达出来。由此可见，当听到新生儿哭时，需认真辨别，究竟哪些是生理性的，哪些属于病理性的，不可忽视，也不要过于紧张，要善于发现并加以鉴别，不要一哭就给奶吃。如果找不出任何原因，不一定去抱他、摇他，婴儿啼哭能使全身运动，并能帮助肺部发育。

124 宜注意婴儿的口腔清洁

初生儿的口腔黏膜非常嫩薄，极易被弄破感染，故要注意保护。方法是：在喂奶前，母亲要先洗手，并用温开水或3%硼酸水浸湿的小毛巾将奶头擦净；在婴儿吃奶后，应往孩子口腔里滴一些水，冲洗一下残留在口腔里的奶汁。千万不能相信迷信，即用白粗布或黑粗布蘸小米擦什么"马牙""螳螂子"，弄得婴儿满口流血，痛苦不堪，严重时还能危及孩子的生命。

125 忌不注意更换婴儿尿布的方法

新生儿的尿布宜选用质软、耐洗、易干及吸水性强的棉布，最好用干净柔软的旧布改做，尿布不宜过宽、过厚。新生儿出生后第二周开始，一昼夜排尿20次左右，排尿时都要高声啼哭，此刻须给孩子换尿布。平时将尿布叠成4层三角形及八层长条形备用；每次用长条形及三角形各一块，再用三角形尿布系在腰脐部，用长条形尿布兜住阴部及肛门，在两层尿布外加一层质地柔软的塑料布，衣服下摆放在塑料布之外。换尿布前，先用温热水轻轻擦洗尿湿部位，然后再按以上方法换上清洁的尿布。

无论大小便后，湿的尿布都应及时撤换清洗，用肥皂洗的尿布要用清水多涮几次，去掉肥皂沫。最好不用洗衣粉洗尿布。可用开水烫洗，然后放在阳光下晒干；在喂奶、喂水及进行其他护理时，都应该检查尿布，防止臀部皮肤发生"红屁股"与"尿布疹"。

126 忌不注意婴儿缺水

一个正常人，其体重的60%左右是水，对于婴幼儿来说，其体内的水所占比例就更大。水分布在人体各个器官、组织和体液中，若婴儿体内水分不足可产生以下一些症状。

轻者：精神欠佳、烦躁不安、尿量减少、睡眠不足、皮肤干燥、缺乏弹性、哭闹不宁。

重者：昏睡、高热、虚脱、眼窝凹陷，少尿或无尿，抢救不及时可导致死亡。

由此看来，家长们要注意防止婴儿体内缺水。由于婴儿幼小，即使口渴了，也不会向家长要水喝，因此，小儿缺水还常得不到众人的重视。此外，婴儿期因肾脏功能尚未健全，对原尿中水分重吸收的功能较差，而新陈代谢过程中应排出体外的废物需要足够的水分来溶解稀释才能完成排泄，因此，水分的补充大为重要。还有，小儿出汗较多，所以在日常生活过程中，一旦忽视了给婴儿补充水分或延误了补充水分的时机，常会很快地造成小儿缺水，以致给生命带来很大影响。那么又如何防止小儿缺水呢？

一是每天应有规律地给婴儿定时定量饮 3 ~ 4 次白开水，每次喂 30 ~ 40 毫升。

二是在喂养小儿过程中，要注意观察尿液的排出量，倘若在 24 小时内排尿次数及排尿量偏少，就应及时给婴儿酌情补充水分，并以少量多次为宜；周岁内婴儿按每天每千克体重的 100 ~ 150 毫升予以补充，在夏天的时候，尤要注意为小儿补充水分。

三是若发生小儿严重缺水，应立即送小儿去医院治疗。

127 宝宝夏季宜食的水果羹

每当炎热的夏天来临，小儿由于生理代谢加快，口渴多汗，营养消耗多，容易烦躁无神，中暑生热，因此，若常给小儿喝点儿风味甜美、果香浓郁、清爽宜人而又营养丰富的水果羹，一定很受儿童欢迎。常用的有以下几种。

1. 鲜桃羹
原料：鲜桃若干。

制作：将鲜桃刷净毛，用水洗净，放入开水中烫一下，捞出剥去桃皮，然后剖开去掉桃核，再切成小块；再把水倒入铝锅内，加入白糖，放火上烧开后，下入切好的桃块，待再烧开后，用小火煨两分钟，将锅离火待凉即成。

说明：此羹浓浓甘甜，清凉爽口，儿童极爱吃。

2. 什锦果羹

原料：苹果、梨、香蕉、橘子各1个，糖莲子10颗，山楂糕50克，白糖75克，桂花少许，藕粉40克，清水1000毫升。

制作：先把苹果、梨、香蕉、橘子去皮，去核，用刀切成小丁儿，放入盘中，山楂糕也切成同样大小的丁儿另装碗待用；藕粉用少量清水调好；锅内放入清水烧开，下入白糖、糖莲子和苹果、梨、香蕉、橘子丁儿，待再烧开后，用小火煨一二分钟，并用调好的藕粉勾成羹，然后加入糖桂花离火，拌入山楂糕丁放阴凉处待凉即成。

说明：此羹具有多种水果风味，色彩鲜艳美观，果香浓郁甘甜可口。

3. 香蕉羹

原料：香蕉800克，牛奶600克，白糖120克，藕粉15克，清水适量。

制作：把香蕉剥去外皮，用刀切成小片；藕粉用少许清水调好待用；将牛奶倒入铝锅内，兑入少量清水，置火上烧开，然后加入香蕉片、白糖，待再烧开后，将调好的藕粉徐徐倒入锅内搅匀，开锅后离火冷却即成。

说明：此羹香甜味浓，软糯嫩滑，儿童爱吃。

4. 菠萝羹

原料：鲜菠萝肉250克，红樱桃30克，冰糖80克，藕粉15克，清水适量。

制作：把菠萝切成与樱桃同样大小的丁儿；樱桃择去柄，用水洗净；藕粉用少许清水稀释调好待用；再将菠萝放入铝锅内，加入冰糖和适量清水置火上烧开，然后下入樱桃，待再烧开后，用小火煨二三分钟，并倒入调好的藕粉，边倒边搅匀，开锅后离火待凉即成。

说明：此羹色彩美观，香味浓郁。

5. 苹果羹

原料：苹果 500 克，白糖 150 克，藕粉 20 克，清水 750 毫升，鲜橘子皮 1 块。

制作：把苹果洗净，削去皮，用刀剖成两瓣儿，挖去果核，切成小碎块；藕粉用少许清水调开待用；再将切成碎块的苹果放入铝锅内，加入鲜橘子皮和清水，放旺火上烧开后用小火煮四五分钟，然后捞出橘皮，加入白糖，倒入藕粉浆，随倒随搅匀，待再烧开后，将锅离火待凉即成。

说明：此羹果味浓郁，软滑细腻。

128 婴儿不宜食炼乳

所谓炼乳，是一种牛奶制品，它是将鲜牛奶蒸发至原容量的 2／5，再加入 40％ 的蔗糖装罐制成的，一些家长喜欢用炼乳喂养婴儿是不妥的。原因是炼乳太甜，必须加入 5～8 倍的水来稀释，以使糖的浓度和甜味下降；而当甜味符合要求时，蛋白质和脂肪的浓度就比鲜牛奶少一半，不能满足婴儿生长发育的需要。若少加水，使其蛋白质和脂肪的浓度接近鲜牛奶水平，则糖的含量又会偏高，用这样的甜炼乳喂养婴儿又会常常引起腹泻。而且过甜会使小儿胃口不好。

129 儿童服白糖不如红糖好

所谓红糖，是甘蔗的茎汁经炼制而成的赤褐色结晶体。中医学认为，红糖性温味甘，入肝、脾、胃经，具有补中暖肝、活血化瘀、舒筋止痛之作用。据现代营养学分析，红糖营养丰富，含有人体生长发育不可缺少的维生素 B_2、胡萝卜素、烟酸和微量元素锰、锌、铁、铬等，其含钙量是白糖的 10 倍，含铁量是白糖的 3.6 倍。食用红糖不仅可增加人体能量，保证人体代谢的需要，而且可补充维生素及微量元素，促进人体的生长发育，治疗因某些微量元素或维生素缺乏引起的疾病。

红糖不仅是人们喜爱的营养佳品，且有一定的食疗效果，小儿服用红糖不但可调剂食物甜度，增强食欲，而且可补充小儿必需的维生素 B_2、胡萝卜素、钙、锌、铁等。而白糖则味甘、性寒、滑利，如大医学家朱丹溪说："食多则寒必生于脾"。由于小儿脾胃不足，故儿童吃白糖不如吃红糖。

但是，由于红糖不如白糖进行过精加工，因此，含杂质较多，食用时最好不要直接服用，可烧制成红糖水服用。

130 母亲不宜嚼食喂小儿

不少家长，尤其是在偏远的农村，母亲总是喜欢用嚼食的方法给自己的宝宝喂食，这是很有害的。

原因是这种做法很不卫生，妈妈如果有病，就会把疾病传染给孩子。此外，小儿吃嚼过的食物，会使孩子的唾液分泌逐渐减少，引起消化功能减退，降低食欲。生理学认为，儿童的消化系统，是要通过进食过程而发育成长的，孩子在吃东西时，同成人一样，由涎腺分泌出含有消化酶的唾液来调和食物，清洗口腔，并通过唾液淀粉酶把食物中的淀粉分解为麦芽糖，经过胃肠进行消化。因此，若经常让小儿吃不用咀嚼的食物，这样就会影响儿童消化功能的健全。

因此，母亲们一定不要用嚼食的方法喂孩子，还是让孩子自己慢慢吃为好。

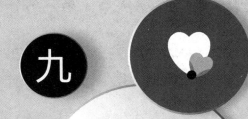

九

小儿疾病治疗
宜与忌

131 小儿食欲缺乏宜采取的保健治疗措施

中医学认为，胃主盛纳，脾主运化，意思是：人吃得多、吃得少，吃后是否消化、吸收，与脾胃的功能密切相关。因此，食欲不佳时，首先应考虑小儿的脾胃是否有病。

1. 胃中虚寒

胃的功能平素低下，又加饮食不洁、过食生冷，或者胃脘部受凉，以致寒凝于胃而发病，从而导致食欲不佳。治疗当以温中散寒为主，可服理中丸。若病症较轻，可用干姜、红糖泡水喝。应忌冷饮、油腻，睡眠时不要受凉，小儿夏天睡觉时，最好在脘腹部加一布兜或盖条小浴巾。

2. 食滞胃脘

多由于小儿饮食不节，暴饮暴食或吃不易消化的食物，从而导致宿食积聚不化，停滞胃腑所致。除不欲饮食外，还可见嗳腐吞酸，呕吐，大便秘结或泻泄，舌苔厚腻，此病在消化不良、急性胃肠炎等疾病中屡见之。治疗当以消食导滞为法，可服用消食导滞丸、保和丸等药，平素要加强对小儿饮食习惯的教育，不要偏食、暴食、暴饮。

3. 胃阴不足

多见于小儿胃炎或急性热病后，体内火热之邪耗伤了阴液。主要症状除了无食欲外，还可见口干唇燥、大便干结、舌红少津、脉细数等症，治疗当以养阴清热为主，可用清胃散加减。平素饮食要戒辛辣、油腻，可多喝点生地黄粥。

4. 脾气虚弱

主要为脾虚不能运化营养物质，以食少、腹胀、便溏、少气、懒言、四肢倦怠、肌肉消瘦、面色萎黄、脉缓弱为主症，多见于慢性胃炎、肝炎、肠炎，以及营养障碍、全身性虚弱疾病。此病多由于饮食失调，或劳倦太过损伤了元气，或又吐又泻太过所致。治疗宜用益气健脾之法，可用六君子散。平素要注意劳逸结合，不要让小儿太劳累，注意睡好觉，少吃糖，饮食要选择易消化的食物。

5. 脾胃湿热

多见于急性胃肠炎、黄疸型肝炎等疾病，除食欲不佳外，还可见脘腹胀满、肢体困重、大便溏泄不爽、舌黄苔腻、脉濡数等症，此证多因感受湿热之邪，或饮食不节，过食肥甘，酿成湿热，内蕴脾胃所致。治疗上当以清利湿热为主，可用茵陈蒿散。平素要加强对小儿饮食卫生习惯的教育，饭前便后要注意洗手，少吃零食，不吃不干净的食物。

6. 脾气下陷

脾气下陷又叫中气下陷或气虚下陷，是脾气不能升举为特点的一种证候。除食欲缺乏外，还可见气短乏力，食入则胀，胃下垂、久泄等症。此证多由久泄久利或过度劳倦伤脾所致。治疗当以益气升提为主，可用补中益气丸。由于本病是病久虚损发展而来，故小儿患病时要及早治疗，注意病后调养。

除脾胃有病能影响小儿食欲缺乏外，还可见其他一些因素，如感冒、肺病等。

132 小儿咳嗽宜采取的保健治疗措施

咳嗽是小儿常见病症之一，可见于许多疾病之中。

1. 急性支气管炎

咳嗽是其主要症状，开始为刺激性干咳，随后因炎性分泌物增加而转为湿性咳嗽，后期常有黄色脓性痰咳出。可服喷托维林（咳必清）或咳美芬，桑菊感冒片效果良好。其他如蛇胆川贝液、杏苏散亦可使用。

2. 慢性气管炎

有较长的咳嗽史，好发于冬春季，咳吐脓性黏液痰，清晨醒后或夜间尤其明显。证属痰热型的，宜清热化痰，可用麻杏石甘汤；证属肺燥型的，宜养阴清肺，止咳生津，可用沙参麦冬加贝母汤；证属痰湿型的，宜健脾益肺，燥湿化痰，可用二陈汤。

3. 支气管哮喘

哮喘常由咳嗽发展而来，又称咳喘，是呼吸道的一种过敏性疾病。其发病特点是细支气管广泛痉挛引起发作性呼气性呼吸困难。过敏因素是本病发生的主要原因，约50%的患儿其家庭中有变态反应病史。根据致敏原可分为外源性、内源性、混合性3种。其中外源性致敏原主要为植物花粉、室内尘埃、动物皮屑、羽毛等；少数为食物性致敏原，如蛋、鱼、虾、奶等；药物性的有青霉素、阿司匹林等。内源性致敏原主要来自寄生于呼吸道的病毒。本病的预防极为重要，主要采用脱敏疗法和注射免疫增强药。

4. 肺炎

除发热、咳嗽外，肺部听诊有中、小水泡音，X线检查有片状阴影，即可诊断为肺炎。一般轻症可在家治疗，定时用抗生素及对症治疗；重症应住院治疗。

5. 肺结核

除咳嗽外，常同时有咯血、疲乏、食欲缺乏、体重减轻、低热、午后潮热、盗汗。治疗本病的关键是抗结核，一般应住院治疗，治疗越及时恢复越快。

不管是何种咳嗽，在护理中都应注意患儿住所要寒暖适宜，保持一定湿度。并督促患儿随天气增减衣服，避免呼吸道感染。在病室内要保持空气新鲜，注意口腔清洁，每日多次漱口。对于痰多者应尽量鼓励患儿将痰排出；咳出无力者，可翻身拍背以助痰排出，必要时吸痰，但吸痰时要避免刺激或损伤咽部。切忌用峻猛之止咳药，使咳止而痰更难排出，本文谈到的止咳药品，也应在医生指导下服用。

133 小儿出汗时宜采取的保健治疗措施

出汗，有正常和异常两种情况。小儿时期由于代谢旺盛，皮肤含水量大，微血管分布较多，且小儿多活泼好动，故出汗一般比成人多，这是正常的。此外，环境温度过高、衣被太厚、剧烈运动等原因，亦可多出汗，这是机体调节体温所必需的过程，这些多汗称为生理性多汗，是正常的。如果机体处于安静状态时多汗，就是病理性的，这在小儿中并不少见，对小儿的生长发育有不良影响，因此要积极防治。

中医学认为，汗是人体阳气蒸化津液而成，而津液则由血而来，称为"血汗同源"，故汗出过多，不但伤津液，而且伤血。因此，中医学尤其重视小儿汗多症。小儿汗多，多见于内伤病，究其原因，当分阳虚和阴虚两种。阳虚者，动则汗出，称为"自汗"；阴虚者，睡着时汗出，醒后即止，称为"盗汗"。如果汗出是病儿的主要证候，伴发症状又不明显，常为内伤虚证之轻者，可按下法调养、治疗。

（1）以干毛巾将汗擦干，但仍需盖好衣被，不可袒胸露背，以防当风受寒，又受外感。经常保持患儿衣服、床单、被褥干燥清洁，汗湿后及时更换清洗或晾晒，经常保持皮肤清洁，防止汗腺管阻塞生出汗疹、疖子或皮肤皱褶处糜烂，进而造成继发感染。此外每日还需用热水为患儿擦身。

（2）汗后应安静休息。多饮温开水或淡盐水，以恢复体力；如遇短时间内大量出汗，应及时补液。

（3）要加强营养。阳虚自汗者可食羊肉、蛋、乳等；阴虚者多给蔬菜水果、海参、木耳、银耳、元鱼等。

（4）患儿居住房间温度、湿度要适宜。阴虚者室温可稍低；阳虚者室温可偏高。

（5）阳虚自汗的患儿除出汗多外，平时易患感冒，常常体倦乏力，遇劳尤甚，面色没有光泽，可服中成药玉屏风散；若气虚甚，可在医生指导下服少量人参。

（6）阴虚盗汗的患儿除夜里睡着出汗外，时时感到心烦，手脚心燥热，两颧色红，口常干，舌苔少，可用当归六黄汤治疗，药物有当归、生地黄、熟地黄、黄连、黄芩、黄柏、黄芪。

现代医学认为，在儿科范围内最常见的多汗是由维生素 D 缺乏病引起，此外，低血糖亦可引起多汗，应当区分后对症治疗。

134 小儿肥胖病宜采取的保健治疗措施

看到自己胖乎乎的孩子，当家长的满心欢喜，尤其是做爷爷奶奶的逢人便要夸上两句："看我们家那孙子，多结实！"

殊不知也有犯愁的时候，买衣服没那么肥的儿童服装，跑遍了街找到了1条肥的裤子，一试肥瘦合适，可又长了许多，做父母的直摇头："我家那胖儿子，真没办法！"

其实这只是表面现象，其潜在的危害性何止于此。目前几乎每个班里都有那么几个小胖子，老师颇感头痛，首先上体育课困难就不少，跑得慢、跳不高，一活动就出大汗，有的还气喘吁吁，再严重些学生的智力也受到影响，于是家长又忙着给胖孩子们减肥。

其实儿童肥胖症的原因是摄入了过量的蛋白、脂肪和糖类，造成体内蛋白、脂肪过剩，脂肪的潴留使孩子发胖。据统计，仅北京市儿童中超标准的小胖子就已占儿童总数的 5%，由此引起的疾病也正在发展。目前，12—15 岁儿童高血压症发病率已达到 110 / 10 万。这个数字确实让人触目惊心，应当引起家长的重视。孩子们并不是吃得越多越好，而是要讲究饮食的科学性，尤其是当前独生子女多，人民生活水平不断提高，更应当警惕儿童肥胖症的发生。

近年，医务工作者已经发现，童年开始的肥胖有其特殊的性质，而且较成人肥胖症更为难治。肥胖即脂肪储存过剩。过剩的脂肪在人体内有两种储存方式：一是脂肪细胞数目增加；二是脂肪细胞所含脂肪量增加。儿童肥胖主要是因为前者，即脂肪细胞增加过多所致，这一特殊性质导致的后果是儿童肥胖症状终生难以改变。这是因为，减肥措施只能使脂肪细胞变小，而不能减少脂肪细胞数，脂肪细胞生长形成于婴儿期及青春期，所以应当从这些阶段入手，预防肥胖症，防患于未然。

衡量一个人是不是肥胖以体重为标准，超过正常体重的 20% 以上者为肥胖。具体算法是：身高（厘米）减去 105，再乘以 2，这就是标准体重（斤）。

过胖的儿童全身抵抗力不如正常儿童，易患感冒和其他传染病，成年后易患高血压、冠心病、糖尿病等顽症。其预防方法主要是避免饮食过量和适当增加运动量。如饭后到室外散步、打羽毛球、跳皮筋等都是有益健康的活动。

治疗小儿肥胖症，关键在于严格坚持饮食疗法，限制热量过多摄入，采用三低（低脂肪、低胆固醇、低糖类）饮食食谱，以保持体内热量的负平衡，使体重减轻。同时注意用低盐饮食，以使食欲减退，并能够减少对水钠的潴留，使减轻体重的效果更好。夏季应注意少吃冷饮，多吃些黄瓜、菜瓜。主食方面适当加一些粗粮为好，但主要是限制食量。

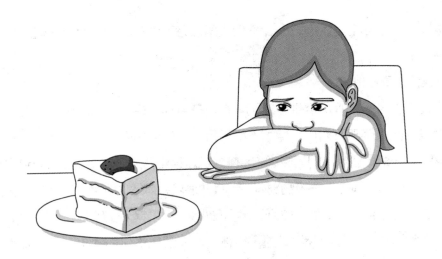

中医养生学主张"夜饭莫叫足"。也就是说晚饭不要吃得太饱。晚饭吃少些是治疗肥胖的有效措施。因为晚饭后人们活动相对少多了，睡眠时消耗更小，若晚饭吃入大量食物，就会造成营养过剩。

肥胖的人一般应忌食肥肉，这一点人们是比较清楚的，但有些人尚不知道动物内脏、蛋类、咸菜也都对减肥不利，应当忌吃或少吃。要彻底改变吃零食的不良习惯，定时进餐。

胖孩子一般不爱运动，家长要给孩子创造活动条件，如夏季的游泳，冬季的滑冰、滑雪，春秋季的登山等均是很好的减肥运动。要培养孩子参加劳动的习惯，这样不光有利于减肥，还有利于增强劳动意识。现在的家长舍得给孩子们花钱，舍得买吃买穿，也舍得花时间辅导孩子学习，可是花时间指导孩子们锻炼身体就不那么慷慨了，觉得孩子胖点儿算不了什么，其实不然，锻炼身体照样是百年大计，是培养人才的一个重要方面。儿童减肥需要一个较长的过程，只要有耐心坚持下去，就一定会取得理想的效果。

135 小儿呕吐时宜采取的保健治疗措施

呕吐，是小儿常见病症之一，不少疾病都会产生呕吐的症状。如何区分并加以防治呢？

1. 食滞伤胃呕吐

小儿饮食过多，或过食生冷油腻、不洁等食物，皆可损伤脾胃消化吸收之功能，而致食停胃脘部不消化，胃气不能下行，上逆而为呕吐。若在新生儿期，此时期呕吐是一常见症状。究其原因，当属分娩过程中吞入羊水，刺激胃而致呕吐，呕吐物偶有血丝，但患儿一般情况好，无其他症状、体征，可用 2% 苏打水洗胃，将羊水洗出呕吐即止；喂养方法不当也可致呕吐，尤其人工喂养者易发生，吸吮过度、吞咽过快等可使小儿吞入过多气体，常在喂奶不久即吐出；对于食滞伤胃所致呕吐者，应使其胃中所滞的宿食全部吐出，不宜单纯止吐，必要时，可用压舌板刺激咽部引吐，以达清除胃中积滞的目的，并对患者进行饮食控制，不宜过饱，更不宜吃不易消化的食物，必要时可禁食 12 ~ 14 小时。若食滞较重，腹部胀满，苔较厚腻，当给予保和丸治疗。

2. 脾胃虚寒呕吐

这是由于小儿体质素虚，尤其是脾胃虚弱，脾阳不振，水谷腐熟运化不及，故饮食稍有不慎即吐，时作时止，平时手足不温，大便稀薄，倦怠乏力。此属脾胃虚寒呕吐，应忌食清凉及油腻之食物，可服生姜红糖水，或口服姜汁或生姜片等，并应注意保暖，避免受凉。中成药宜用理中丸，本药温中健脾、和胃降逆，对脾胃虚寒之呕吐效果较好。

3. 胃阴不足呕吐

此种呕吐的特点是反复发作，时作干呕，平素口燥咽干，其原因是平素胃热盛，胃火耗伤了胃阴，以致胃失濡养，不能下降，所以呕吐时作。可选中成药麦冬汤，此药滋养胃阴，降逆止呕，对胃阴不足之呕吐有良效。宜食清淡寒凉性食物，如绿豆汤、莲子汤、藕粉、梨汁、荸荠汁、鲜藕汁、鲜果汁等，或用鲜芦根、麦冬泡水代饮，以清养胃阴。

4. 外邪犯胃呕吐

这是由于外受风寒之邪，或夏令感受暑湿秽浊之气，内扰于胃，浊气上逆，故突然呕吐。除见呕吐症状外，还常见呼吸道感染之症状，如发热、咳嗽、头身疼痛等症。若是因风寒邪气所致呕吐，当用杏苏散；若是因感受暑湿之邪所致呕吐，当用藿香正气散。

还有一些因其他原因所致的呕吐，这里就不一一列举，但不论是何种呕吐，在呕吐时，要轻拍患者背部，吐后用温开水漱口。呕吐后，患者不要立即进食，应休息片刻，给予清淡流食或半流质饮食，并宜少量多餐。

136 宜从小儿面色辨病

中医看病，都要察看面部的颜色，其原因在于面色是反映人体健康状况的一面"镜子"。中医学早有"望而知之谓之神"的说法。在望诊之中，观察面色是一项十分重要的内容，对于不大会用语言来表达自己病情的小孩来说，显得尤其重要。

察看面部颜色，首先要知道什么是正常面色与异常面色。所谓正常面色，是白里透红，有一定的光泽。由于我国人属黄种，一般人的肤色都微黄，故以黄为基础。但也有生理上的差异，有些稍白，有些稍黑。病色，是指面部色泽出现病态的变化，包括红、白、黄、青、黑等种类，各种面色都可能暗示着某种疾病。

1. 面红

多见热证，尤其是高热。由于小儿容易患伤风感冒、扁桃体炎、气管炎、肺炎，而患了这些疾病，常常出现高热。此外，患结核病时，由于低热，在两侧颧部也呈现绯红色；早期煤气中毒时，面部可泛出樱桃红色；高血压症也可以红光满面。

2. 面青

中医学认为主风、主痛、主寒、主惊风，主病多属于肝，如小儿急、慢惊风，疼痛剧烈，受寒邪侵袭时均可见面青。西医学认为，面青不是呼吸功能有问题，便是循环功能出障碍。凡是严重肺、支气管疾病或者严重心脏病，都可造成身体缺氧、二氧化碳在体内大量积聚，面色便会发青。

3. 面白

中医学认为主虚、主寒，尤其是大出血、气不够用、伤耗津液时，可见面色发白。小儿由于阳气不足，故在受到风寒邪气侵袭，休克时，可见面白。若苍白，很可能是贫血或出血性疾病的"信号"。

4. 面黑

中医学认为多属肾病，小儿水肿若属肾虚引起的，多见面黑。西医学认为，面黑，很可能是一些慢性疾病的征兆，肝脏疾病，尤其是肝硬化时，脸色会显得黝黑。

5. 面黄

中医学认为主湿，多属脾病。此色最多见的是黄疸病，例如肝炎、肝癌、胆石症等。此外，胡萝卜吃多后，或小孩多吃橘子时，也会发黄，但不属病态，几天后即可消退。

总之，家长要经常察看孩子的面色，若属异常，当及早就医，以免贻误病情。

137 宜从小儿大便辨病

大便是人体新陈代谢、排出代谢废物的主要形式之一，大便正常与否，直接关系到人体的健康，对于正在发育成长的孩子来说，显得尤其重要。

判断大便是否正常，要注意其颜色、性状、气味、硬度，以及孩子大便是否通畅。一般来说，正常大便为成形软便，全日量200克左右。便秘时的粪便量少、变硬，甚至呈硬石状；腹泻时则粪便量增多，呈稀便甚至水样便。其颜色因含有粪胆素而呈黄褐色。若吃菜太多则呈绿色。正常粪便因含有粪臭质而有臭味，若消化不良时呈酸臭味。

若大便次数突然增多，每日 5 ～ 10 次，便稀、黄绿色，过一些时候，大便变得更绿，带白块，有时含有黏液，同时伴有小儿吐奶、呕吐，这是单纯性消化不良，多发生于人工喂养的小儿。其原因是家长总怕孩子吃不饱，因此在每次喂饭时或劝或逼，总得让孩子多吃点才放心；或食物成分不合适，如让孩子吃些油腻很大的食物；或喂食不规律，孩子一哭就给东西吃；或由于食具不干净，把细菌和食物一同吃下去；或由于消化道外的疾病所引起，如患急性中耳炎。对于小儿的这种腹泻，预防的关键是注意饮食，只要把饮食安排合适，注意让孩子休息，有时是可以不药而愈的。在治疗上，可采取茶水疗法，茶水要凉一些，温了易引起呕吐，每 5 分钟喂 1 次，每次喂 1 ～ 3 勺，每日可喂 300 ～ 400 毫升水。在此期间，不给任何食物。一般小儿可停食 8 ～ 12 小时。过了规定的饥饿时间，便开始喂母乳，每 5 ～ 7 小时 1 次。

若大便泻下急促，势如水注，每日数次至 10 次以上，或 20 多次，粪便黄褐，臭味大，且发病急，伴有腹痛、面红、身热、泻物灼肛者，多为感受暑湿之邪，当清泻肠胃湿热，可选用中成药"藿香正气散"治疗。最好及时送医院诊治。

若粪便中有黏液、血液、脓液，每日 10 次以上，且伴有腹痛及总有大便未解完的感觉，当属痢疾，应及时就医；若粪便表面有鲜血，可能是肛裂；若粪便如膏药油样，可能是胃或十二指肠出血，应去医院消化科治疗；若大便为灰白色，如豆腐渣样，当怀疑是否为肝炎，应到医院做肝功检查。

此外，一些小孩，尤其是中学生，经常易出现大便困难，表现为 3 ～ 5 天，甚至 1 周左右大便 1 次，很不规律，同时伴有下腹部不适，这是习惯性便秘，是由于整天坐着，学习紧张造成的，对此种状况，家长们不要掉以轻心，习惯性便秘除影响学习和生活外，还是"痔疮"产生的主要原因，更严重的是，若粪便停留时间过长，发酵腐败，可产生大量有毒物质，从而引起自体中毒。预防与治疗便秘,应从养成良好的生活习惯与排便规律做起,每天要有一定时间进行体育锻炼,重点活动腹肌,饮食要有规律,清晨应当吃早餐,餐后大便。餐前饮凉开水有助于治疗便秘。饮食中应当含有丰富的纤维素与维生素,因为足够的纤维素可使大便排出速度加快一倍,若便秘较重,可遵医嘱使用泻药,如番泻叶、双醋酚汀等。

138 宜从观察小儿舌头辨病

众所周知,中医看病都要看一看病人的舌头,查舌头主要查舌质和舌苔有无异常变化,这叫舌诊,是中医诊断疾病的重要方面。有经验的医生,往往通过舌诊,便能判断病人是否有病,是轻还是重,疾病的性质是什么。因此,家长应该学一点中医舌诊的知识,以便判断孩子是否有病和怎样防病。

由于舌头的检查十分方便,每个人在清晨梳洗时,常要照照镜子,此时不妨把舌头伸出来,大人和孩子一起对着镜子看看舌苔和舌质,以便及时发现问题,及时就医。伸舌时,一定要伸平,不要蜷缩,舌头要自然伸出来,不要用力。查舌最好在早晨末吃饭时,因为此时查舌最容易反映疾病的真实情况。

一般来说,健康人的舌苔应该薄白而润,舌质的颜色淡红,舌体不胖不瘦。有的小孩舌头太大,甚至把舌头拖到口外,多见于伸舌样痴呆症,小儿克汀病也可见到。前者需到医院神经科就诊,后者当属甲状腺功能减退,需由内分泌科医生治疗。

正常人的舌尖都有不少红点,这是"蕈状乳头",一般不会太突出于黏膜,如果舌头上的小红点变大而突出,且数量增多,中医学认为这是"心经有火",多伴有心烦、小便黄、睡不好觉,甚至口舌生疮,此时家长可给小儿吃点中成药导赤散或牛黄清心丸。在饮食上戒油腻,多吃点清淡的,最好多吃蔬菜和水果。可喝点青茶或花茶,姜、葱、蒜不吃或少吃。让孩子多听抒情的音乐,不要训斥他,或叫他做他不喜欢做的事。如果舌尖部红点增生密集成为一根根红刺突出,状如杨梅,就叫"杨梅舌",多见于猩红热,应迅速到医院就诊。

　　若小儿舌苔的中间剥脱了 1 块，常表示伤了体内的阴液，家长应注意给小儿滋阴清热，可让孩子多吃点寒凉的食物，如甲鱼、鸭肉、桑椹、梨等，不要吃易上火的食物，如羊肉、辣椒、核桃等。中成药当选六味地黄丸等；如果是小儿在舌苔中间有 1 小块缺损，而边缘呈白色隆起，好像地图上的蜿蜒国界，称之为"游走性舌炎"。多见于有过敏体质的小儿，常易患哮喘、湿疹等病。此时家长应及时找医生治疗。

　　如果小孩舌苔上常常白厚而湿润，好像涂了一层东西，油乎乎的，多属于湿浊不化，影响了脾胃的功能，消化吸收不良，易患腹泻、积食，此时，家长要注意给孩子健脾开胃，芳香化浊，中成药当选参苓白术散、枳术丸等。饮食上不吃或少吃油腻的食物，尤其是大鱼大肉，应多吃点山楂，或喝点红小豆、薏苡仁粥，最好不吃冷东西，包括冰棍、冰水等。睡眠时不要着凉，若喝茶，喝红茶加红糖为好。

　　若小儿舌胖大而嫩，色淡白，名为胖舌。由于舌体胖大，常受到齿龈压迫，称为齿痕舌，舌胖与齿痕舌均属脾虚。中医学认为，脾胃为后天之本，脾虚不能运化水谷精微物质到达全身，则身体瘦弱无力，可影响小儿发育成长，故见此种舌，家长要十分警惕，当健脾益气，选择中成药补中益气丸、香砂六君子丸。不要让孩子过分活动，多吃点有营养、易消化的食物，此外，要保证充足的睡眠。

139 宜注意风邪对儿童的侵袭

　　中医学认为，"风者，百病之长也"，意思是风邪是许多疾病发生的重要因素，既可单独侵袭人体而发病，又可兼夹其他邪气侵袭人体而致病，如风寒、风湿、风热等。因此，风病之病种较多而复杂，同时，风气又常为外感病之先导，故《黄帝内经》说，"风者，百病之始也"，即诸多疾病的产生都与风邪有关。也正为"风邪"是很重要的因素，故中医养生学明确指出："虚邪贼风，避之有时"，是说对自然界的风邪要及时躲避，而不要冒犯，这是中医养生学里的一条重要原则，尤其适用于儿童。

中医学认为，儿童的体质特点是脏腑娇嫩，形气未充，小儿时期的机体与生理功能均未成熟完善，因此，小儿"卫外不固"，不能抵御自然界的风邪侵袭。那么，儿童应怎样避免风邪致病呢？

1. 春天当防风

这是因为，风为春季之主气，在春天，风邪最易侵犯人体。初春时节正是由寒转暖的时候，温热毒邪开始活动起来，如果平时身体虚弱，抗病能力较差，不能适应气候的变化，就会感受风热外邪而发生风温病。中医所说的风温，包括现代医学所说的流行性病毒性感冒等病。预防办法，根据民间经验，可在住宅内放置一些薄荷油，任其慢慢挥发，以净化空气。儿童要尽量不去或少去人多、空气混浊的公共场所。同时，也要注意居室内空气清新、流通。儿童在衣着上要注意捂一捂，因为春季风气当令，气候变化较大，极易出现乍暖还寒的情况，加之人体的皮肤腠理已经开始变得疏松，对寒邪的抵抗能力有所减弱，故儿童在春季更易受到风寒之邪的侵袭，所以春天应当"捂一捂"。

2. 要警惕过堂风

因为此风迅疾、猛烈，最易使人致病，故儿童不宜在过堂风中久留，更不能在此处睡眠。现代科学认为，室内的空气流通不大于每秒1米为宜。

3. 要注意汗出后及时穿衣

因为汗出后，皮肤腠理疏松，风邪容易通过疏松的皮肤侵入人体，从而致病。而儿童喜欢运动、玩耍，故要教育儿童运动后及时穿衣，若衣服湿了，应及时更换。此外，洗澡后也要及时穿衣，并避免到风大的地方去。

4. 不要长时间吹电扇

儿童不宜久吹电扇，更不能吹着电扇睡觉，也不宜出汗后对着电扇直吹。

此外，夏季儿童不要在树荫下、水亭中、过道里、凉台上乘凉的时间太长，因为夏季暑热外蒸，汗液大泄，毛孔开放，机体最易受风寒湿邪侵袭，很容易引起手足麻木不遂、面瘫等病。所以，儿童一定要注意防"风邪"。但中医学又认为"正气存内，邪不可干"，故儿童还必须在防的基础上，增强体质，这样才能真正有效地避免"风邪"的侵袭。

140 小儿隐睾宜采取的防治措施

　　隐睾的形成是这样的：人在胎儿期，睾丸是生长在腹腔后上方近腰的部位，在胎儿发育到3个月时，左右两侧睾丸跟随着腹鞘突下降，穿过腹壁的腹股沟管，约在胎儿9个月时进入阴囊。如果在这个过程中由于某种因素影响了睾丸的下降，睾丸停留在中途而不能进入阴囊，这样就形成了隐睾。隐睾患者可以是一侧，也可以是双侧无睾丸；其睾丸可以遗留在腹股沟管内，也可以遗留在腹腔内。遗留在腹股沟内的睾丸，有时可以在腹股区摸到。

　　隐睾对小儿的影响主要有以下几个方面。

　　（1）患有隐睾的小孩，由于生理上的缺陷，往往有自卑感，心理不平衡，影响身心发育。

　　（2）位于腹股沟或腹腔内的睾丸，体积小、畸形、质软，再加上受到这里较高温度的影响，往往不能产生精子，影响将来的生育。

　　（3）隐睾的小儿成年后较易发生睾丸恶变，形成恶性肿瘤，其发生率是正常人的20～40倍。

　　（4）由于隐睾一般都处于腹股沟或腹腔的表浅位置，且相对固定，易造成损害、损伤。

　　隐睾的治疗主要通过手术。根据目前的研究表明，2岁以上小儿未降的睾丸，就会有一定程度的损伤，所以隐睾手术应在孩子1—2岁时进行为宜。手术前，可以在医生指导下试用绒毛膜促性腺激素，以促进睾丸的发育及下降。您的孩子1岁半，是施行隐睾手术的最佳时机，千万不要错过。这里，也希望所有的家长都留心观察一下，及时发现孩子的病情，适时就治。

141 小儿发热宜采用的防治方法

小孩发热是常见的临床现象，做父母的往往急着让孩子服药退热。其实，不弄清病因就随便服退热药，不但会降低身体的抵抗力，而且会影响医生对疾病的早期诊断。

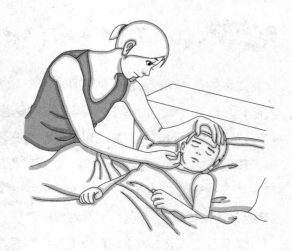

人的体温是由大脑中的体温调节中枢来控制的。小儿的大脑发育不完善，体温调节功能也不健全，当身体受到外来刺激或病毒、病菌侵袭时就会引起发热。发热的主要原因有感冒、肺炎、麻疹、痢疾、白喉、扁桃体炎、风湿、肺结核等疾病。因此，小儿发热时要及时请医生诊断，按照要求服退热药。现在把家庭护理方面应该注意的事宜介绍如下。

（1）要让孩子卧床休息。穿的衣服要宽松，不要包得过紧。房内空气要新鲜，注意通风换气，大人不要吸烟。

（2）要保证孩子有充足的睡眠。孩子睡觉的房子要保持安静，大人不要大声说话，也不要让别的孩子吵闹，这样孩子可以多睡一会儿，好恢复体力。

（3）孩子的体温在 39～40℃时，可以用凉水浸过的毛巾敷在头部，注意勤换。同时也可以用温水擦擦背、胸部和腿，使皮肤浅表血管扩张，也有助于退热，免得由于体温过高、发热的时间过长，而引起抽风。

（4）要注意口腔清洁。吃饭以后，让孩子漱漱口或者刷刷牙，使口腔清爽，感觉舒服，增进食欲，还可以预防口疮。

（5）孩子服药后可能出汗。这时不要盖得太厚，以免出汗过多而引起虚脱。出汗以后要及时擦干，并更换一下潮湿的内衣，防止着凉。

（6）要多饮开水。孩子发热，所需的水分比平时要多。这是因为机体代谢率增高，出汗多，水分消耗大，血液相对浓缩，血流缓慢，心搏无力，往往会导致低血容量休克的发生。因此，要给孩子补充足够的水分，要鼓励多饮水，如糖盐水、绿豆汤、果汁、菜汤及蜂蜜水等。这样既能补充水分，又能补充因发热出汗而丢失的氯化钠和维生素。

142 小儿流鼻血宜采用的防治方法

发现小孩鼻出血，家长要保持镇静。一般可以先采取以下办法。

（1）用拇指和示（食）指捏紧两侧鼻翼根。

（2）用拇指压紧人中穴（在鼻下人中沟的上 1／3 与下 2／3 交界处）。

（3）用凉水浸湿毛巾或用毛巾包上冰块，敷在鼻周围。

使用上述方法，如仍有少量出血，可用白茅根 30 克，生地黄 15 克煎水代茶喝，如用鲜茅根 60 克，鲜生地黄 30 克煎服，效果更好；吞服云南白药 1～2 克，日服 3～4 次，也有一定效果。

应当注意的是，小孩鼻出血时，不要叫孩子把头仰起来，这样虽然不会从前鼻孔流出来，但却会从鼻后孔侧流到口腔里去，以致认为出血停止，反而容易发生危险。

如果反复出血，或出血量较大时，应去医院请医生诊治。

因为鼻出血除鼻子局部的原因之外，往往还是全身疾病的一种症状，如急性传染病、风湿热、血液病及某些维生素缺乏症，都可能出现流鼻血。

143 早春宜防婴儿抽筋

临床统计资料表明，每年春季，尤其是早春时节，小儿惊厥抽筋的骤然增多。经临床观察和检验发现，约 70％ 的婴儿抽筋与体内钙缺乏有关，故医学专家们称为"维生素 D 缺乏性手足抽搐症"。

由于冬季出生的婴儿（此时昼短夜长）日照少，阳光弱，再加之天气寒冷，缺少户外活动，接触阳光更少，人体皮肤合成的维生素 D 不足。另外，有些新手妈妈母乳不足或不愿哺乳，往往选择淀粉高的食物为主食，如奶粉、奶糕、米粥等，以致食物中维生素 D 供应不足。加之，婴儿生长发育迅速，对维生素 D 的需求量大，还有一些早产儿、孪生儿体内储备量本来就不足。由于体内维生素 D 缺乏，影响体内钙、磷的吸收，导致相对缺乏，出现一系列症状。

发病早期，婴儿往往容易激动、夜惊、烦躁、多汗、睡眠不安、惊哭、惊跳、摇头等。发作时表现为无热惊厥、手足抽搐和喉头痉挛等三大典型症状。尤其是喉痉挛，病情严重时还会危及婴儿生命。因此，一旦发现婴儿抽筋，应立即送医院抢救。

预防的关键是给婴儿储备和补充足量的维生素 D，具体措施如下。

1. 孕期预防

孕妇应适当增加户外活动，平时多晒太阳。尤其是在妊娠晚期，每日服适量鱼肝油，使婴儿体内储存一定量的维生素 D，以保障出生后机体生长发育的需要。

2. 常晒太阳

婴儿在出生一个月后，可根据天气和日光的情况，每天抱婴儿到户外或阳台上晒太阳，切不可隔着玻璃晒太阳，因为阳光中的紫外线不能透过玻璃，仅有保暖作用，而达不到防病治病的目的。

3. 早期防治

新生儿，尤其是冬季出生的婴儿，可自出生后第 3～4 周起，每天加服一滴浓缩鱼肝油，待逐步适应后加至 3～5 滴。同时补充适量钙粉，但每日不得超过 0.5 克。早产儿、双胞胎或发育特别快的婴儿，口服浓缩鱼肝油的剂量应加倍，但不应超过 5 滴，以防鱼肝油中毒。在服用鱼肝油时，应注意婴儿的大便，如果大便多而稀、消化不良，应慢慢地增加，使婴儿的胃肠道有个适应过程。